La Santé des paresseuses

Anita Naik

La Santé des paresseuses

•MARABOUT•

Titre original : *Lazy Girls' Guide to Good Health* by Anita Naik.
Publié pour la première fois en Angleterre par Piatkus Books,
5 Windmill Street, London WIT 2JA, England

Traduit de l'anglais par Marie Belouze-Storm,
avec la collaboration de Valérie Mettais.

Remerciements

Je remercie pour leurs conseils et leurs encouragements ma famille, mon agent Judy Chilcote et mes deux amies Jenni Baxter et Julie Sleaford – tout sauf paresseuses.

Je suis reconnaissante aux innombrables paresseuses qui m'ont inspiré ce livre, en particulier Jane Coleman ou « Je n'ai rien envie de faire aujourd'hui », Laurie Zulauf ou « Je n'ai vraiment pas le temps » et Alison Ive ou « Je ferais bien une petite sieste ».

À toutes les paresseuses que je connais et que j'aime tendrement, je dédie ce guide : lisez-le attentivement, apprenez-le par cœur s'il le faut, et arrêtez de me demander pourquoi vous ne rentrez plus dans votre pantalon.

Sommaire

Avant-propos

Pourquoi ce guide va vous aider

Vous traînez votre manque de sommeil pendant toute la semaine ? Le sport n'est qu'un lointain souvenir de collège ? Faire de vrais repas équilibrés vous vient à l'esprit quand votre balance signale 3 kg en trop ?

Si vous vous reconnaissez, sans doute menez-vous la vie de débauche de ce début de XXIe siècle... Et si c'est le cas, la santé est bien le dernier de vos soucis. Peut-être cela vous concernera-t-il quand vous serez très vieille ou quand, un soir, il n'y aura rien d'intéressant à la télévision ? Mais qui vous en blâmerait ? La vie est bien trop courte pour troquer la tablette de chocolat contre des gélules multivitaminées, pour remplacer le cappuccino par une verveine et pour renoncer à sortir tous les soirs et préférer courir 40 minutes par jour.

Si vous avez l'intention de souffler vos soixante-cinq bougies sans avoir besoin d'une canne, il est grand temps de faire quelque chose, et je vais vous y aider : car être en bonne santé, c'est peut-être prenant et embêtant, mais ce n'est pas difficile. Même la plus paresseuse des paresseuses peut retrouver forme et bien-être sans bouleverser toutes ses habitudes de vie. Il n'est pas nécessaire de suivre une longue cure de désintoxication à base de riz complet et d'eau plate, de subir un régime draconien, d'échafauder des stratégies cruelles pour s'affamer ou encore d'engager un entraîneur personnel – enfin, tout cela sera peut-être indispensable si vous êtes vraiment très paresseuse... Il faut simplement procéder à de petits changements, qui vous demanderont surtout de l'initiative, du bon sens et de la réflexion, des changements qui vous aideront à mieux vivre les lendemains de fête, à résoudre vos problèmes de peau, à combattre la fatigue, à régler vos problèmes sexuels et à oublier définitivement l'angoisse de pouvoir ou non prendre un dessert.

C'est là qu'intervient ce livre. Contrairement aux autres guides « santé », vous n'y trouverez pas de recommandations impossibles à tenir. Je ne vais pas vous conseiller de changer de personnalité ou d'aller vous coucher à 22 heures ; je ne vous demanderai pas non plus, si vous visez un corps de déesse, de renoncer à tout ce que vous aimez. Non, cet ouvrage présente un programme de santé réaliste et accessible à toutes. Vous ne deviendrez pas une danseuse brésilienne ni un mannequin à la mode, vous deviendrez bien davantage : c'est-à-dire vous-même, avec votre propre façon de vivre, mais à 100 % de votre forme et avec de l'énergie à revendre. Mon approche est ultra-simple : je pars toujours du principe que nous avons tendance à négliger l'essentiel, car nous croyons tout savoir sur ce qui est essentiel. Et même si vous avez déjà entassé une pile de guides « santé », soyez-en sûre : avec ce guide, vous allez apprendre des tas de choses, je vais vous donner de nombreux trucs et astuces pour être en forme et le rester.

Libre à vous d'utiliser ce livre comme bon vous semble : piocher quelques idées, quelques suggestions, en vous concentrant sur ce qui vous tracasse personnellement, ou tout dévorer de la première à la dernière page. Même si cette méthode-là reste la meilleure : car, reconnaissez-le, la santé mérite bien une approche globale.

Si vous vous posez encore cette question : « Pourquoi me compliquer la vie ? », réfléchissez à ceci : une bonne santé, c'est un désir sexuel plus fort, ce sont moins de rides et de mauvaise humeur, et surtout plus de vigueur et d'énergie. C'est essentiel si, comme nous toutes, vous avez envie de vivre pleinement et aussi longtemps que possible.

chapitre 1

Comment retrouver de l'énergie et perdre quelques kilos sans trop vous fatiguer

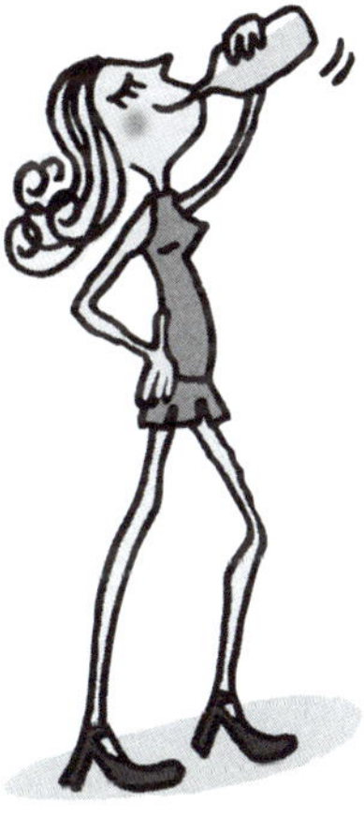

Être en bonne santé, qu'est-ce que c'est exactement ?

Sans doute vous êtes-vous déjà posé cette question au moins une fois dans votre vie. Être en bonne santé, c'est rentrer dans un pantalon 38-40 ? C'est courir après le bus sans risquer la crise cardiaque ? Ou c'est porter un T-shirt moulant sans que sa poitrine ou son ventre crient à l'asphyxie ? Et être trop grosse, qu'est-ce que c'est ? C'est avoir quelques petits bourrelets ? Dans ce cas, les trois quarts des femmes ont un problème. C'est être incapable de monter cinq étages à pied ? C'est devoir se contenter, tous les jours, d'un sandwich à basses calories ?

Selon les statistiques et les études récentes, nous avons toutes et tous le même penchant : ne pas assez bouger et trop manger, donc témoigner de plus en plus d'un surpoids. Et, dans le même temps, les produits allégés font fureur, on compte jusqu'à la plus petite calorie ingérée, et les clubs de gym fleurissent un peu partout. Alors, où est le problème ? Qu'est-ce qu'on n'a pas compris en matière de poids, de diététique et de sport ? Tout d'abord, nous associons trop vite « vie saine » à « efforts insurmontables ». Nous pensons qu'il faut supprimer tout ce que l'on aime manger, boire et faire pour se résigner à manger, boire et faire tout ce que l'on déteste. En un mot, remplacer la pizza par une salade verte, arroser le tout d'une eau minérale insipide, suer trois fois par semaine à un cours d'aérobic, et rester toujours sobre. Quel programme ! La plupart d'entre nous pensent que cela n'en vaut pas la peine.

Mais, une fois de plus, adopter de bonnes habitudes alimentaires et faire régulièrement de l'exercice, cela ne signifie pas se transformer en une acharnée de la santé et de la forme. Avant toute chose, si vous voulez savoir où vous en êtes, faites un petit test : répondez aux questions qui suivent...

Vous arrive-t-il souvent de :

- ne pas entendre la sonnerie du réveil ?
- vous sentir irritable au milieu de la matinée ?
- être fatiguée après le déjeuner ?
- être épuisée dès 15 heures ?
- être ballonnée après presque tous les repas ?
- être léthargique dès 20 heures ?
- et manquer d'énergie pendant toute la journée ?

Cela est-il de plus en plus difficile de :

- vous remettre après une soirée bien arrosée ?
- récupérer après vous être couchée à 3 heures du matin ?
- boire de l'alcool dans l'après-midi et rester lucide ?
- trouver la force de sortir le soir ?
- vous extirper du canapé une fois que vous avez commencé à regarder la télévision ?
- manger sur le pouce sans avoir de problèmes de digestion ?
- rentrer dans votre robe de l'année dernière ?
- et faire la fête et, le lendemain matin, arriver à l'heure à votre bureau ?

Si vous avez répondu oui à l'une de ces questions (ou à toutes), reconnaissez que la fatigue, le manque d'énergie, une digestion difficile et l'incapacité de danser toute la nuit – sous peine de dormir plusieurs jours pour récupérer – ne sont pas vraiment des problèmes liés à l'âge... Mais ils le deviendront si vous ne savez pas recharger vos batteries. Comparez votre corps à une voiture de course : si vous utilisez un carburant de mauvaise qualité, vous avez peu de chances de remporter un grand prix. Ce qui revient à dire : donnez à votre organisme de l'alcool, des paquets de chips et quinze tasses de café par jour, et il se vengera, soyez-en sûre.

Des conseils simples pour améliorer votre santé

Gagnez de l'énergie

Croyez-moi sur parole : si votre organisme tourne à plein régime, vous vous réveillerez avant le réveil, vous vous sentirez reposée dès le lever et vous resterez fraîche jusqu'au coucher. Et vous garderez la tête claire sans ingurgiter des hectolitres de café. Hélas ! tel n'est pas le cas de 80 % d'entre nous, et en particulier de celles et de ceux qui avalent des aliments trop gras et trop sucrés, difficiles à digérer. Car les produits transformés par l'industrie agroalimentaire – les plats tout préparés, surgelés ou non, les charcuteries, les gâteaux, les confiseries... – se transforment rapidement en sucre dans le sang et provoquent des variations très importantes du taux de glycémie. Cela conduit immanquablement à une énergie en dents de scie avec, très souvent, le terrible « coup de pompe » du milieu de l'après-midi.

Truc de paresseuse n° 1 : évitez de dévorer des tablettes de chocolat. Si vous avez envie de sucré, rabattez-vous sur un fruit – riche en fructose, le sucre des fruits, bien assimilable –, sur une tartine de pain avec du miel – riche en dextrose, un sucre naturel, digéré plus lentement, donc fournissant une énergie plus durable. Et si vous ne pouvez vraiment pas vous passer de chocolat, prenez du chocolat noir de bonne qualité, à 70 % de cacao, plutôt que du chocolat au lait ou du chocolat fourré, trop sucrés.

Truc de paresseuse n° 2 : buvez moins de café et d'alcool. Cela ne vous enchante pas, je sais, mais le « coup de fouet » que vous donnent ces stimulants est toujours suivie d'une chute d'énergie. Pire encore : le café et l'alcool créent une dépendance – ce qui signifie que vous devrez en boire de plus en plus pour obtenir le même effet. Buvez plus d'eau – par exemple, avec un peu de citron si vous voulez.

Truc de paresseuse n° 3 : mangez peu et souvent – par exemple, toutes les 3 heures. Ainsi, vous maintiendrez un bon équilibre énergétique et glycémique.

Soignez votre digestion

Les problèmes gastriques vous empoisonnent-ils l'existence (voir aussi le chapitre 5) ? Êtes-vous ballonnée, gênée, constipée ? Souffrez-vous de diarrhées et/ou d'une digestion difficile ? Vous plaignez-vous constamment de fatigue et de maux d'estomac ? Si oui, on peut vraiment dire que vous êtes ce que vous mangez. Pour que votre appareil digestif fonctionne bien, commencez donc par lui apporter la nourriture qui lui convient.

Truc de paresseuse n° 1 : évitez les aliments qui ont un effet laxatif. Par exemple : les fruits, certaines boissons comme le café, le thé et l'alcool, ainsi que les aliments très sucrés.

Truc de paresseuse n° 2 : évitez de manger trop de cochonneries. Les produits industriels, gras et sucrés, du type chips, biscuits apéritifs, charcuteries, confiseries et autres barres de chocolat, sont à consommer avec une très grande modération car ils ralentissent la digestion.

Truc de paresseuse n° 3 : variez vos menus. Manger tous les jours la même chose, ce n'est pas rendre service à votre estomac et à vos intestins – qui vous le rendent bien. Mangez un peu de tout. Gardez à l'esprit que les fibres sont indispensables (elles se trouvent notamment dans les fruits et les céréales), mais, consommées en trop grande quantité, elles provoquent des gaz et des ballonnements.

Préservez-vous des infections

Votre système immunitaire est là pour empêcher les bactéries de proliférer dans votre organisme et de provoquer des maladies. Si vous avez le sentiment d'être quelqu'un qui attrape tous les rhumes qui passent, si vous reniflez constamment, si vous avez mal à la gorge, rappelez-vous que le bon fonctionnement de votre système immunitaire dépend de la façon dont vous le nourrissez. Quand vous sautez le déjeuner ou le dîner, quand vous choisissez des aliments qui ne possèdent aucune valeur nutritive, quand vous remplacez un repas par des boissons alcoolisées, vous cherchez vraiment les ennuis ! Avoir des rhumes à répétition est fatigant, avoir un système immunitaire en mauvais état est épuisant. De plus, cette faiblesse risque de conduire à des intolérances alimentaires.

Truc de paresseuse n° 1 : buvez beaucoup. Donnez un coup de fouet à votre système immunitaire en buvant beaucoup d'eau : cela l'aidera à se débarrasser des germes, des bactéries et même des rhumes.

Truc de paresseuse n° 2 : mangez du poisson. Consommez plus souvent des poissons gras – saumon, thon, maquereau, truite, sardine, anguille, hareng, anchois... Ils sont riches en acides gras oméga-3 et oméga-6, des acides gras essentiels qui renforcent le système immunitaire.

Truc de paresseuse n° 3 : mangez une orange par jour. Les agrumes sont riches en vitamine C et en antioxydants. De nouveau, vous faites du bien à votre système immunitaire.

Restez de bonne humeur

Certains aliments rendent grognon. Vous ne me croyez pas ? Par exemple : un excès de sucre favorise les troubles de l'humeur, une trop forte consommation de café provoquerait des angoisses (voir le chapitre 3) et un manque de protéines engendre de la fatigue.

Truc de paresseuse n° 1 : mangez cru, le plus souvent possible. Remplacez les plats tout préparés par du frais et du cru : ce n'est pas cher, c'est facile à préparer (il n'y a presque rien à faire...) et vous n'avez pas à cuisiner !

Truc de paresseuse n° 2 : demandez-vous si vous consommez, dans une même journée, trop de céréales (du riz, des pâtes, du pain...), de féculents (des pommes de terre) et de légumineuses (des lentilles, des pois cassés...). Car beaucoup de femmes souffrent d'intolérance à la farine de blé, qui entraîne une humeur maussade, des problèmes digestifs et de la fatigue. Cela est parfois déclenché par la simple consommation de céréales au petit-déjeuner, d'un sandwich à midi et d'un plat de pâtes au dîner. Vous avez l'habitude de manger ainsi ? Dans ce cas, réduisez ou supprimez le pain, les pâtes et les céréales, et voyez ce qui se passe.

Truc de paresseuse n° 3 : faites une pause dans votre consommation de sucre – et non pas une pause « sucre »... Si vous succombez à vos envies plus d'une fois par jour, vous risquez de voir votre taux de glycémie jouer au yo-yo : vous vous assoupirez en pleine réunion, sans même vous en apercevoir.

BON À SAVOIR

Mangez un fruit par jour : les fruits sont riches en vitamines et en antioxydants, ils vous aideront à rester jeune et en bonne santé.

Ayez des règles régulières

La durée de votre cycle menstruel, le syndrome prémenstruel (qui arrive une ou deux semaines avant les règles et joue sur l'humeur, l'énergie, le sommeil et l'alimentation), enfin les règles dépendent à la fois de votre poids et de ce que vous mangez.

Pour connaître votre poids de forme, oubliez votre balance et utilisez ce que l'on appelle « l'indice de masse corporelle » (IMC), une échelle de valeur dont se servent les nutritionnistes. Le poids corporel est évalué par rapport à la taille – ce qui donne une idée assez précise de la silhouette, de la corpulence d'une personne.

CALCULEZ VOTRE INDICE DE MASSE CORPORELLE (IMC)

Divisez votre poids (en kg) par votre taille (en m) au carré.

Exemple : vous pesez 58 kg et vous mesurez 1,64 m.

$58/1,64^2$ = votre IMC est de 21,6.

Si votre IMC est inférieur à 20 : vous êtes considérée comme maigre. Cela signifie aussi que vous avez sans doute des règles rares ou pas de règles du tout. En effet, les œstrogènes, hormones féminines provoquant l'ovulation, ont besoin de graisse corporelle pour être produits.

Si votre IMC est compris entre 20 et 25 : votre poids est normal.

Si votre IMC est supérieur à 25 : vous avez un surpoids. Vos règles sont sans doute abondantes et irrégulières car votre organisme produit trop d'œstrogènes.

Truc de paresseuse n° 1 : visez votre poids de forme. Perdre quelques kilos sans faire de régime tyrannique ou prendre quelques kilos, cela fait toute la différence en ce qui concerne les règles et le syndrome prémenstruel. Ne suivez pas tel ou tel régime vanté dans les magazines, trouvez simplement l'alimentation et le rythme qui vous conviennent.

Truc de paresseuse n° 2 : cinq jours avant vos règles et pendant vos règles, évitez la caféine, l'alcool et les aliments sucrés. Vous aurez moins de crampes, moins de ballonnements et de maux de tête.

Truc de paresseuse n° 3 : faites preuve de bon sens. À l'approche de vos règles, ne faites pas trop de sport, ne suivez pas un régime trop strict : cela risque de perturber votre cycle menstruel et de vous rendre vraiment malade.

Toute la vérité sur les régimes

« Les femmes n'ont jamais été aussi nombreuses à vouloir être aussi minces, et à l'être aussi vite. »

Avouez-le : en ce moment, vous pensez très certainement à faire un régime amaigrissant. Nous y pensons toutes, même si nous sommes toutes trop paresseuses pour changer quoi que ce soit à nos habitudes. En réalité, à en croire les chiffres et les sondages, nous n'avons jamais été aussi nombreuses à vouloir être aussi minces, et à l'être aussi vite. Dans le monde entier, l'explosion des ventes de produits diététiques est fulgurante. Si d'aventure un petit régime vous tentait, je vais vous rendre un grand service : je vais vous expliquer pourquoi vous n'avez aucune chance, sur le long terme, de perdre un gramme en suivant les régimes amaigrissants réputés si efficaces.

Sur le long terme, les régimes ne marchent pas

Priver son corps de calories – car c'est cela avant tout que préconisent les régimes – ralentit le métabolisme de votre organisme. Alors, ce dernier va « retenir » tout ce que vous avalerez ensuite. C'est la raison pour laquelle on a plus de mal à maigrir et à rester au régime.

Par ailleurs, connaissez-vous les résultats de ce sondage, qui sont parmi les plus déprimants ? 95 % des gens qui perdent du poids le reprennent. Selon une étude récente parue dans l'*International Journal of Obesity*, la réalité semble un peu plus rose : si vous vous débarrassez vraiment de votre surcharge pondérale et si vous adoptez une alimentation équilibrée, vous avez des chances de rester mince pour assez longtemps – et peut-être pour toujours.

N'oubliez pas également que votre poids peut varier de 1,5 kg par jour ; cette variation est due au cycle menstruel et à la rétention d'eau qui l'accompagne. Ne vous torturez donc pas pour quelques grammes en plus ou en moins, cela ne vous apportera rien, sinon de compenser par la nourriture ou de devenir une acharnée des régimes. Pour réussir l'épreuve de la balance, suivez la voie de la paresse : fiez-vous tout simplement à la taille de vos vêtements.

Que faut-il en penser ?

1. Les régimes protéinés

Parmi tous les régimes amaigrissants, le régime protéiné est le premier à avoir fait fureur. Publié il y a plus de quarante ans, dans les années 1960, il reste toujours en faveur car il promet des résultats rapides obtenus avec peu d'efforts – bien qu'il soit difficile à suivre. L'idée est de se nourrir exclusivement de protéines (protéines animales contenues dans la viande, le poisson, les œufs, le lait et le fromage ; protéines végétales contenues dans les céréales et les légumineuses) – ce qui provoque dans l'organisme une réaction appelée « ketosis ». C'est à cette condition que l'organisme commence à puiser dans tout ce qu'il trouve : par exemple, dans la masse musculaire – ce qui fait bien sûr perdre du poids. Vous maigrissez car vous perdez notamment vos muscles.

L'un des problèmes majeurs des régimes protéinés, c'est qu'ils nuisent à la santé, à tel point que plus de dix mille médecins et diététiciens les ont récemment condamnés lors d'un colloque tenu aux États-Unis par l'Association des troubles alimentaires. Par ailleurs, les effets secondaires dudit régime miracle sont peu ragoûtants, incluant une mauvaise haleine, une fatigue intense, des problèmes cardiaques et des problèmes aux reins et au foie.

2. Les régimes « fruits »

Les fruits sont bons pour la santé, nous sommes d'accord. Mais à condition qu'ils ne représentent pas le seul et unique aliment dont vous vous nourrissiez pendant quinze jours. Ce régime tout fruits entraîne une perte de poids rapide, car il est pauvre en calories ; en revanche, il provoque des malaises, des vertiges, des diarrhées et autres réjouissances, ainsi que des maux de tête. Voilà encore un régime condamné par l'ensemble du corps médical.

3. Les médicaments pour maigrir

Il existe plusieurs médicaments qui, délivrés sur ordonnance, sont destinés à lutter contre l'obésité. Ils concernent uniquement les personnes souffrant vraiment d'obésité, et non les femmes ayant trois kilos à perdre... Si chacun d'eux agit en empêchant l'organisme d'absorber les graisses, il n'est en aucun cas une pilule miracle : en plus de ce comprimé, les patients doivent en effet suivre un régime strict. Parmi les effets secondaires figurent des problèmes d'incontinence et des coliques.

4. Les substituts de repas

L'inconvénient majeur d'un substitut de repas, vendu sous forme de poudre à délayer, c'est qu'il ne vous apprend pas à vous nourrir correctement. Cela signifie qu'à la minute où vous vous remettez à manger normalement, vous reprenez du poids. De plus, les substituts de repas sont trop pauvres en calories – ce qui entraîne rapidement un sentiment de faim –, sont loin d'être agréables à consommer – aucun aliment solide ne doit être ingéré avant 18 heures – et provoquent des maux de tête, des vertiges, une baisse d'énergie et une mauvaise haleine.

5. Les cures de désintoxication

Celles qui suivent ce type de régimes se vantent souvent d'avoir perdu 7 kg, ou plus, par mois en se nourrissant uniquement de légumes, de fruits et d'eau. C'est affamant ! Et excepté le fait que cette nourriture-là est ennuyeuse comme la pluie, car monotone, sachez qu'il est recommandé de perdre 1 kg maximum par semaine, pas plus. Avec ce régime, vous vous exposez à des migraines, à des problèmes de peau, à une mauvaise haleine, à de la fatigue et de l'irritabilité permanente.

6. La liposuccion

Si une liposuccion vous tente, commencez par faire de sérieuses économies pour vous payer cette opération qui consiste à prélever, par aspiration, de l'excès de graisse sous la peau. Une telle méthode est aberrante, car elle n'a jamais été un moyen de perdre du poids mais juste une façon de se débarrasser de surplus graisseux sournois qui ont résisté au régime et au sport. La liposuccion est loin d'être anodine et sans douleur ; elle peut engendrer des complications, parfois graves, parfois mortelles. De plus, si vous continuez à trop manger, vous reprendrez des bourrelets à côté des endroits où la graisse a été ôtée. Le résultat sera une étrange silhouette grumeleuse.

Toute la vérité sur la perte de poids

Vous voulez savoir comment maigrir vite et bien ? C'est très simple : tout ce que vous avez à faire, C'EST DE MANGER MOINS ET DE BOUGER PLUS. C'est à peu près ce que prône le demi-million de livres de régime parus à ce jour. C'est aussi une équation connue : si vous consommez plus de calories que vous n'en dépensez, vous grossirez ; si vous consommez moins de calories que vous n'en dépensez, vous perdrez du poids – et vous ne le regagnerez pas.

Pour y parvenir, le moyen le plus efficace est de perdre 1 kg par semaine environ, et c'est plus facile qu'on ne croit. Si vous faites partie de celles qui mangent trop de cochonneries, remplacez pendant quatre semaines vos deux aliments préférés – par exemple, le pain et les pâtes – par d'autres aliments – excepté les gâteaux, les chips et le chocolat : vous êtes supposée faire attention, quand même ! En modifiant vos habitudes alimentaires, vous mangerez moins, donc vous perdrez du poids.

Si vous aimez manger la même chose au petit-déjeuner, au déjeuner et au dîner, et si vous ne voulez pas changer vos habitudes, alors essayez de morceler vos repas. Mangez moins et plus souvent : cela fera travailler votre métabolisme de façon plus efficace. Divisez les trois repas en cinq repas moins copieux. Non seulement vous mangerez moins mais, en plus, vous n'aurez jamais faim.

Prenez soin de votre corps et de votre santé sans mourir de faim

Peu importe que vous soyez trop grosse, trop maigre ou bien normale : si vous vous nourrissez de pizzas, si les frites sont la base de votre alimentation ou si l'alcool vous tient lieu de repas, force est de constater que votre comportement alimentaire est loin d'être sain.

Vous n'êtes pas obligée de devenir une spécialiste de la nutrition, mais vous n'êtes pas obligée non plus de rester une victime des régimes. Le principe est très simple : arrêtez de lire des ouvrages de diététique, n'écoutez plus les sempiternels conseils des experts, détournez-vous des nombreuses études nutritionnelles publiées dans tous les magazines, et commencez à manger aussi naturel, aussi frais et aussi cru que possible. Mangez quand vous avez faim et, surtout, choisissez la nourriture qui vous tente vraiment – et non celle que vous pensez devoir consommer. Le résultat, croyez-le ou non, est assuré : vous aurez le corps que vous souhaitez. Pour plus d'astuces, lisez ce qui suit...

1. Prenez conscience de ce que vous ingurgitez vraiment

Nous mangeons toutes beaucoup trop, et c'est pourquoi nous grossissons. Cela vous semble évident ? Pourtant, quand on leur pose la question, la plupart des femmes prétendent qu'elles ne mangent presque rien... Soyez honnête, pensez à chaque bouchée que vous avalez... et additionnez le tout.

2. Arrêtez les régimes yo-yo

Faire un régime, maigrir, arrêter puis reprendre du poids, c'est vous exposer, à long terme, à des problèmes de santé plus ou moins graves, et accroître notamment les risques de maladies cardiovasculaires et de diabète. Si vous n'êtes pas convaincue de la nécessité d'arrêter de jouer au yo-yo, apprenez trois choses : suivre des régimes abaisse votre métabolisme – pour fonctionner, votre organisme a besoin de moins de calories, donc vous laisse moins de marge de manœuvre dans votre alimentation –, augmente le goût pour les aliments gras et fait perdre du muscle.

3. Renforcez l'estime de vous-même

Si l'estime de soi a été entamée, rongée par des problèmes d'image corporelle, il est urgent de la restaurer. Selon plusieurs études relatives aux troubles du comportement alimentaire, les personnes qui ne sont pas obsédées par un idéal de corps ou de poids sont plus heureuses, plus sereines, et témoignent d'une alimentation plus équilibrée.

4. Soyez plus indulgente avec vous-même

N'écoutez plus cette petite voix intérieure qui passe son temps à vous remettre en question. Au contraire, soyez beaucoup plus indulgente avec vous-même. Si vous trouvez que quelque chose est difficile à faire, demandez-vous : est-ce que vous seriez aussi exigeante avec votre meilleure amie ?

5. Tout compte

Si vous pensez : « À quoi ça sert tout ça : de toute façon, je suis grosse, non ? », sachez que tout compte quand il s'agit de bien se nourrir et de faire de l'exercice : par exemple, monter cinq étages à pied, ne pas craquer au goûter devant le paquet de gâteaux au chocolat, dîner léger, promener le chien tous les soirs pendant une demi-heure...

6. Mangez du chocolat si vous en avez envie

Oui, vous avez bien lu, le chocolat en lui-même n'est pas contre-indiqué dans un régime – sauf si, bien sûr, vous en avalez une tablette tous les jours. Car le chocolat libère, dans le cerveau, des substances chimiques responsables du sentiment de bien-être, de sérénité et de plaisir : les endorphines, qui améliorent l'humeur et renforcent le système immunitaire. Si vous en consommez beaucoup, choisissez un chocolat noir à 70 % de cacao, dont la teneur en sucre est plus faible que les autres et qui contient des antioxydants ; bénéfiques à la santé, ces derniers combattent les radicaux libres, des molécules qui détruisent les cellules de l'organisme et qui sont liées au vieillissement prématuré et aux maladies liées à l'âge. Notez également que le chocolat contient du magnésium – qui aide à lutter contre les crampes et le syndrome prémenstruel –, du fer – un bon antifatigue – et du calcium – excellent pour renforcer les os et les dents. Et chassez cette Idée fausse : le chocolat ne donne pas de boutons. C'est prouvé : demandez donc à votre médecin.

7. N'oubliez pas le petit-déjeuner

Ce conseil est essentiel pour une raison simple : le matin, votre organisme a besoin de carburant pour bien démarrer. Car non seulement vous n'avez pas mangé depuis dix heures environ, mais – et de nombreuses recherches l'ont démontré – celles qui sautent le petit-déjeuner peinent à se concentrer au travail, mangent davantage au déjeuner et grignotent tout au long de la journée pour compenser la faiblesse de leur métabolisme.

Vous n'avez pas faim le matin ? Vous n'avez pas le courage de vous verser un bol de céréales ?

Il suffit de prendre quelques habitudes : préparez votre petit-déjeuner la veille, avancez l'heure de votre réveil de quinze minutes et buvez au moins un grand verre de jus de fruits avant de partir à votre bureau. Je suis sûre que, si vous suivez ce conseil pendant une semaine, vous ajouterez, la semaine suivante, une tranche de pain ou des céréales. Voilà, vous venez de prendre un petit-déjeuner.

BON À SAVOIR

De nombreuses études scientifiques le prouvent : sauter le petit-déjeuner fait grossir.

8. Consommez des protéines tous les jours

Les protéines devraient représenter 25 % au moins de votre alimentation quotidienne, car elles sont indispensables à l'organisme, participant à la fabrication, à l'entretien et au renouvellement des tissus ; cela concerne les os, les muscles, les dents, les cheveux, les ongles... Elles sont vitales pour l'hémoglobine – qui assure le transport de l'oxygène dans le sang – et maintiennent un taux de sucre convenable. Animales ou végétales, les sources de protéines les plus riches sont le poulet, le poisson, les produits à base de soja, le lait et les œufs. Contrairement à un régime à base de protéines seulement, un régime riche en protéines régule l'appétit et stimule dans le pancréas une hormone brûleuse de graisses : le glucagon. Finis les coups de barre en plein après-midi : un repas riche en protéines – plutôt qu'en glucides lents (pâtes, pommes de terre, pain), à réserver pour le soir – vous assurera de l'énergie jusqu'au dîner.

9. Consommez des sucres tous les jours

Il existe deux types de glucides : les glucides complexes (ou sucres lents) et les glucides simples (ou sucres rapides). Comme son nom l'indique, un sucre rapide est vite assimilé par l'organisme pour fournir de l'énergie : ce sont les gâteaux, le miel, les fruits, les confiseries... À l'opposé, un sucre lent est digéré plus lentement et fournit une énergie durable : ce sont les céréales, les pâtes, le pain, les féculents et les légumineuses. Pour réussir à bien maigrir tout en restant en forme, les nutritionnistes conseillent d'inclure dans nos repas les deux types de sucres, avec un tiers de glucides complexes et une petite portion de glucides simples.

10. Consommez des graisses tous les jours

Les graisses, ou lipides, ne sont pas toutes mauvaises. Tout dépend de leur nature et de leur quantité. Pour assurer la régénérescence des cellules, la production des hormones et la solidité des os, pour maintenir la fertilité, garder une peau saine et avoir des règles régulières, notre corps a besoin d'acides gras poly-insaturés, appelés « acides gras essentiels ». Certains sont des acides gras essentiels. Cela signifie qu'ils sont « essentiels » à l'organisme, qui ne sait pas les fabriquer et qui doit les trouver dans l'alimentation. Il est donc hors de question de les supprimer de vos menus. Sachez que ces acides gras poly-insaturés peuvent vous aider à perdre du poids car ils réduisent votre appétit ; ils se répartissent en acides gras oméga-3 et en acides gras oméga-6, qui figurent dans les poissons gras, les huiles végétales, les oléagineux et les céréales. Une carence en acides gras se traduit par une peau sèche, une baisse d'énergie et des troubles de l'humeur.

À l'opposé, les acides gras saturés, que l'on trouve dans la viande, le beurre et la margarine, sont à consommer avec modération car ils font monter le taux de cholestérol, augmentant alors les risques de maladies cardiovasculaires.

11. Comptez vos portions

Voici les portions quotidiennes recommandées : six portions de fibres (pain et céréales), cinq à sept portions de fruits et de légumes, deux à trois portions de laitages, deux à trois portions de protéines (animales et végétales). Cela vous semble énorme ? Mais une portion, c'est ils plus petit que ce que vous pensez.

UNE PORTION, C'EST QUOI ?

Une pomme = 1 portion.

Un verre de jus de fruits = 1 portion.

120 g de légumes cuits = 1 portion. Dans un repas, la quantité courante de haricots représente déjà 2 portions.

60 g de fruits secs = 1 portion.

Une pomme de terre vapeur = 1 portion.

Une poignée de pâtes = 1 portion.

Un morceau de fromage (de la taille d'une petite boîte d'allumettes) = 1 portion.

Un yaourt = 1 portion.

Un verre de lait = 1 portion.

Un sandwich salade et fromage avec un verre de jus de fruits et une pomme = 2 portions de céréales, 3 portions de fruits et de légumes, 2 portions de laitages.

12. Si vous ne pouvez pas résister, grignotez

Grignoter ou ne pas grignoter, là n'est pas la question. Car la vérité, c'est qu'il est impossible de ne pas grignoter. De plus, il est normal d'avoir faim après plusieurs heures de jeûne et, si vous ressentez une envie folle de manger entre les repas, c'est que votre corps vous signale son besoin d'énergie. La vraie question est : que faut-il manger ? Même s'il est tentant de faire un saut au kiosque du coin pour acheter une barre de chocolat ou autre confiserie, il est sage de faire un choix plus judicieux. Pour votre ligne, pour votre métabolisme, pour votre niveau d'énergie. Et surtout l'après-midi. Grignotez, mais grignotez sainement et pensez « fruits, fromage et fruits secs ».

13. Surveillez les quantités

Si, comme la plupart d'entre nous, vous ne pesez pas vos aliments – car c'est très ennuyeux –, il y a de fortes chances pour que vos repas soient trop copieux. Mangez tous les légumes que vous voulez et sans vous restreindre – sauf les pommes de terre –, mais prudence avec les fruits, car certains sont très riches en sucre. Pour maigrir, évitez donc de consommer trop d'ananas, de bananes, de mangues et de fruits de la passion. À la place, prenez des fruits à chair ferme : des pommes et des poires, par exemple. Voici une façon simple de mesurer vos rations : elles ne doivent pas dépasser la dimension de la paume d'une main.

BON À SAVOIR

Si vous voulez perdre du poids, évitez les fruits trop sucrés (ananas, banane, mangue, fruit de la passion...).

14. Ne diabolisez aucun aliment

La meilleure façon pour mal se nourrir est de diviser les aliments en deux camps : les bons d'un côté et les mauvais de l'autre. Non seulement cela provoque un comportement obsessionnel à l'égard de la nourriture – vous ne pensez plus qu'à ce qu'il ne faut pas manger –, mais cela favorise également les compulsions alimentaires – les crises de boulimie. Interdisez-vous le chocolat, et vous n'aurez plus qu'une seule idée en tête toute la journée : du chocolat, encore du chocolat, rien que du chocolat... Accordez-vous quatre carrés par jour, cela suffira à satisfaire vos envies. Car sachez surtout une chose : il n'existe pas de bons et de mauvais aliments ; tout est dans la mesure.

15. Buvez plus d'eau

Trois personnes sur quatre sont déshydratées. Un adulte moyen a besoin de huit verres d'eau par jour – soit 2 litres –, car on perd quotidiennement 3,5 litres de liquide par l'urine, la respiration et la transpiration. Vous pensez que vous ne pourrez jamais boire autant d'eau ? En réalité, cela ne représente qu'un demi-verre d'eau par heure ou deux grandes gorgées par demi-heure.

16. Prenez des vitamines et des minéraux

Dans un monde idéal, notre alimentation nous apporterait tous les nutriments nécessaires, et nous n'aurions nul besoin de suppléments vitaminiques. Hélas ! lors de leur préparation industrielle, nombreux sont les aliments qui sont aujourd'hui appauvris en nutriments. Pour toutes celles qui ne veulent pas se casser la tête, sachez simplement que les comprimés de multivitamines couvrent l'ensemble des besoins. Pour les autres, regardez le tableau page suivante.

Vitamines et minéraux

Vitamines et minéraux	À quoi ça sert ?	Apports journaliers recommandés
Vitamines du groupe B	Produire les hormones	1,2 mg
	Faire fonctionner le système nerveux	
	Fabriquer les globules rouges	
	Diminuer les douleurs des règles	
	Soigner la peau, les ongles et les cheveux	
	Soulager les maux de tête	
Vitamine C	Renforcer le système immunitaire	50 mg
Vitamine D	Consolider les os	10 mg
	Embellir les cheveux	
Vitamine E	Garder une belle peau	3 mg
Fer	Avoir de l'énergie	15 mg
	Maintenir un cycle menstruel sans problème	
Calcium	Consolider les os et les dents	700 mg
Zinc	Renforcer le système immunitaire	30 mg
	Maintenir la fertilité	

17. Ne sautez aucun repas

« Mangez moins et plus souvent. Et ne sautez jamais aucun repas. »

Vous avez des envies de sucré dans la journée ? Vous avez la sensation que vous pourriez très bien vous endormir là, sur votre bureau, après le déjeuner ? Vous devenez irascible quand vous ne pouvez pas satisfaire tout de suite votre faim ? Si vous avez répondu oui à ces trois questions, c'est la manière de vous nourrir qui ne va pas. Une grande consommation d'aliments sucrés provoque une augmentation rapide du taux de sucre dans le sang, à laquelle l'organisme doit faire face immédiatement. Une chute brutale de la glycémie survient alors, entraînant fatigue et mauvaise humeur. L'astuce est toute simple : faites des repas moins copieux mais plus fréquents, et surtout ne sautez aucun repas.

18. Réduisez votre consommation de sel

Réduire sa consommation de sel peut aider à rester en bonne santé : ce point est bien plus important que vous ne l'imaginez. Car moins de sel dans l'alimentation, cela signifie en premier lieu une tension artérielle plus basse, donc un risque moindre de maladies cardiovasculaires. De nouveau, le changement n'est pas compliqué du tout à faire : mangez moins de plats tout préparés – ils contiennent beaucoup de sel –, buvez moins de sodas *light* et ne salez pas vos plats. Au début, vous trouverez que les aliments ont un goût bizarre, mais après quelques jours vous ne le remarquerez même plus. Et si, de surcroît, vous renoncez aux plats cuisinés, vous serez bien plus en forme et vous perdrez du poids.

Comment bien manger quand on mange mal

Oui, je sais, vous ne voulez pas renoncer à vos sorties, aux repas pris sur le pouce, aux dîners au restaurant, aux pizzas et aux crèmes glacées. Alors voici quelques trucs pour continuer à mener la belle vie sans pour autant finir aussi grasse qu'une dinde de Noël.

La cuisine indienne

Évitez : les currys crémeux, pleins de crème fraîche et de noix de coco, car ces dernières sont très grasses ; le riz pilaf (*pulao*), cuit au ghee, un beurre clarifié.

Choisissez : les tandooris ou les tikkas de poulet ou de poisson, car ils sont cuits au four et sont donc pauvres en graisses ; du riz blanc nature.

Les kebabs

Évitez : le doner kebab, très gras ; le paquet de chips en extra ; le soda.

Choisissez : le kebab poulet, car il est grillé et pauvre en graisses ; la salade sans assaisonnement.

La cuisine italienne

Évitez : les pâtes servies avec une sauce crémeuse ; les pâtes additionnées de fromage ; les olives ; le pain à l'huile d'olive.

Choisissez : les sauces aux légumes ; le poulet ou le poisson grillé, servis avec de la salade ; le pain blanc italien.

Les pizzas

Évitez : les pizzas roulées (du type calzone) et les pizzas au fromage, car elles sont trop grasses.

Choisissez : les pizzas épaisses ou, si elles ont cuit au feu de bois, les pizzas minces ; commandez moins de fromage ; remplacez les garnitures habituelles par des légumes, des œufs, du poisson ou du poulet.

La cuisine asiatique

Évitez : les nems ; les chips aux crevettes ; les beignets frits ; les nouilles sautées ; le canard laqué ; tous ces plats sont riches en graisses.

Choisissez : du riz blanc nature ou du riz gluant thaïlandais ; des soupes ; des nouilles fines ; du poulet sauté ; des plats de poisson et de légumes.

Le chocolat

Évitez : le chocolat fourré, car on y ajoute du sucre et des graisses ; le chocolat blanc, car il est très sucré ; les barres chocolatées de toutes sortes, car, une fois encore, ce sont des graisses ajoutées.

Choisissez : du chocolat noir, qui vous donnera le vrai goût du chocolat sans excédent de sucre.

Les glaces

Évitez : les crèmes glacées avec des morceaux de chocolat, de nougat, de caramel, de biscuit...

Choisissez : les yaourts glacés, moins sucrés ; les sorbets, moins gras.

Les fast-foods

Évitez : le double et le triple burger au fromage ; la mayonnaise ; les frites ; le milk-shake.

Choisissez : un petit hamburger, sans mayonnaise et sans fromage ; et accordez-vous une ou deux frites.

Les fritures

Évitez : les beignets ; les saucisses frites ; les œufs frits ; le pain frit.

Choisissez : les saucisses grillées ; les œufs durs, brouillés ou en omelette ; le pain grillé ; les légumes grillés.

Le petit-déjeuner au café du coin

Évitez : les cafés au lait entier et les croissants.

Choisissez : les cappuccinos au lait écrémé ; des tranches de pain au son.

Perte de poids et idées fausses

« 1 % de la population seulement peut reprocher son surpoids à ses parents. »

Idée fausse : le déjeuner doit constituer le repas principal.

S'il est vrai que les grandes paresseuses ont besoin de prendre leur repas principal à midi, pour que leur organisme puisse brûler le maximum avant le coucher, les personnes qui pratiquent un peu d'activité physique peuvent manger n'importe quand : car leurs muscles brûlent de l'énergie pendant toute la journée.

Idée fausse : les calories apportées par les graisses font plus grossir que les calories apportées par les sucres.

Consommez plus de sucres que vous n'en brûlez et vous finirez toujours par grossir : car les calories se valent, quelle que soit leur provenance.

Idée fausse : les obèses ont un métabolisme plus lent.

C'est tout le contraire : les obèses ont un métabolisme plus rapide, car ils ont besoin de brûler davantage d'énergie pour faire fonctionner leur organisme. Mais ils ne maigrissent pas car ils mangent trop et ont peu d'activité physique.

Idée fausse : le poids est héréditaire.

1 % de la population seulement peut reprocher son surpoids à ses parents. Aujourd'hui, 41 % de la population française est en surpoids.

Idée fausse : vous pouvez manger des produits allégés à volonté.

Allégé en sucre ne signifie pas « sans sucre ni sans calories ». *Allégé en graisse* ne signifie pas « sans graisse ni pauvre en calories ». Conclusion : si vous en consommez sans restriction, les produits allégés font grossir.

Idée fausse : vous pouvez suivre un régime sans faire de sport.

Vous pouvez le faire, mais vous maigrirez bien plus vite si vous donnez un coup de fouet à votre métabolisme en faisant du sport.

Idée fausse : un régime végétarien est moins riche en graisses.

Le régime végétarien n'est pas un régime meilleur pour la santé ni un régime moins riche en graisses ; d'ailleurs, nombreux sont les végétariens qui mangent trop de matières grasses – par exemple, trop de fromage. La viande, et même la viande rouge, n'est pas à éliminer : il suffit de choisir un morceau maigre – ou de ne pas manger la peau de la volaille.

Idée fausse : manger le soir fait grossir.

Ce qui compte, c'est le total des calories consommées dans une journée, et non le moment où vous mangez. Prendre un repas à minuit ne fait pas plus grossir que le prendre à 20 heures.

Idée fausse : prendre un petit-déjeuner donne faim.

Prendre un petit-déjeuner démarre votre métabolisme. Et même si vous avez faim au déjeuner, cela signifie que vous avez brûlé des calories toute la matinée et que vous avez besoin de manger pour avoir de l'énergie. Et non parce que c'est l'heure.

N'en faites pas une obsession...

Après avoir consacré presque tout ce premier chapitre à vous expliquer comment bien vous nourrir, il me faut vous faire remarquer une chose : même la plus paresseuse d'entre nous peut devenir une véritable obsédée de l'alimentation. Au point d'en perdre tous les bénéfices.

QUEL EST VOTRE RAPPORT À LA NOURRITURE ?

1. Depuis que vous faites attention à ce que vous mangez, souffrez-vous des maux suivants : migraines, problèmes de peau, trous de mémoire, règles douloureuses ?

2. Pensez-vous être de plus en plus stricte dans la conduite de votre régime ?

3. Êtes-vous fière de raconter à votre entourage ce que vous mangez et ce que vous ne mangez pas ?

4. Vos amis se plaignent-ils de ne plus pouvoir vous inviter à dîner parce que vous êtes devenue trop difficile ?

5. Au restaurant, faites-vous subir à la serveuse un interrogatoire serré pour finir par commander un plat qui n'est pas au menu ?

6. Préférez-vous rester chez vous plutôt que de mal dîner chez des amis ?

Si vous avez répondu oui à plus de 2 questions, vous êtes en train de faire une obsession sur la nourriture.

Si vous avez répondu oui à 3 questions ou plus, vous devriez penser à vous accorder davantage de liberté.

Si vous avez répondu oui aux 6 questions, vous avez besoin des conseils d'un psychologue ou d'un médecin spécialiste des troubles alimentaires.

... pour ne pas ruiner votre santé

Être préoccupée par la nourriture que vous consommez ou bien supprimer des catégories d'aliments : voilà le signe que votre alimentation n'est pas bonne pour votre santé.

Supprimez les graisses et... vos règles s'arrêteront. Car la diminution de la graisse corporelle entraîne la diminution de la production d'œstrogènes – les hormones qui permettent l'ovulation. Les acides gras polyinsaturés, présents avant tout dans les poissons gras et dans l'huile d'olive, sont indispensables pour être en bonne santé : ils favorisent la digestion, renforcent le système immunitaire et, dans une certaine mesure, protègent les artères.

Supprimez les sucres et... votre énergie baissera. Car votre corps ira puiser dans votre masse maigre, dans vos muscles, vous rendant alors incapable d'exécuter les choses les plus élémentaires – par exemple, monter un escalier.

Supprimez les produits laitiers et... vous priverez votre organisme de la dose de calcium dont il a besoin. Vous vous exposerez à l'ostéoporose, une maladie caractérisée par la diminution de la masse osseuse ; les os deviennent fragiles et peuvent se briser au moindre choc. Après la ménopause, l'ostéoporose touche une femme sur trois. Jusqu'à l'âge de 35 ans, le patrimoine osseux se constitue ; passé cet âge, il peut être conservé mais n'est plus augmenté. Puis il diminue de 1 % par an, voire plus si l'apport en calcium n'est pas suffisamment assuré.

Supprimez les protéines et... votre peau, vos ongles, vos os et vos cheveux commenceront à se déliter. Vous manquerez d'énergie, vous serez épuisée.

VINGT-CINQ FAÇONS DE PASSER À LA VITESSE SUPÉRIEURE

1. Lisez les étiquettes nutritionnelles

Ne vous laissez pas berner : un produit allégé à 80 % contient 20 % de matières grasses – ce qui n'est pas si mal – ; la mention « Sans sucre ajouté » ne signifie pas *sans sucre du tout* ; l'indication « Faible teneur en graisse » ne signifie pas *basses calories*. Pour comprendre ce qu'un aliment contient, pour connaître sa teneur en sucre, en graisse et en protéines, lisez les étiquettes des produits alimentaires avec la plus grande attention. Sachez ce que vous consommez.

2. Mangez des graines

Les graines de lin, de courge et de tournesol sont riches en acides gras oméga-3 et oméga-6, des acides gras essentiels qui aident à stabiliser le niveau hormonal, à diminuer les douleurs des règles et à réduire les risques de maladies cardiovasculaires.

3. Consommez plus de céréales

Une étude récente a montré qu'il est possible de perdre 2 kg en deux semaines si vous mangez des céréales au petit-déjeuner et au déjeuner, avec un en-cas à 16 heures et un dîner normal. Cela peut vous mettre sur la bonne voie de l'amaigrissement.

4. Croquez des pommes

La pomme a de nombreuses vertus. Elle aide notamment à la digestion en régulant le transit intestinal ; par ailleurs, un antioxydant contenu dans la chair du fruit améliore la forme physique en augmentant la capacité pulmonaire.

5. Combattez gaz et ballonnements

Faites attention à ce que vous mangez. Tout de suite après le repas, les sodas, les eaux gazeuses, les haricots secs, les lentilles, les choux, les brocolis et les fruits fermentent dans l'estomac et peuvent entraîner une mauvaise digestion. En revanche, un peu d'aérophagie est tout à fait normal. Rendez un service à votre organisme : mangez plus lentement – vous avalerez moins d'air – et consommez notamment des yaourts bio – vous digérerez mieux.

6. Prenez vos vitamines pendant le repas

Avant tout, les vitamines ne doivent pas remplacer un repas : ce serait jeter votre argent par la fenêtre. Souvenez-vous que les vitamines doivent toujours s'ajouter à votre alimentation et non s'y substituer. Un grand nombre de vitamines et de minéraux sont mieux absorbés quand ils sont pris avec des aliments contenant un peu de graisses.

7. Choisissez une alimentation anticancer

Le soja et les légumes à feuilles vert foncé, tels que le chou frisé et le chou de Bruxelles, contiennent des composés anticancer. Le soja, par exemple, renferme des isoflavones qui, grâce à leurs propriétés antioxydantes, jouent un rôle bénéfique dans l'organisme en ralentissant le développement des cellules cancéreuses.

8. Améliorez votre transit intestinal

Si vous avez un transit intestinal paresseux – ce qui vous rend apathique, fatiguée et grincheuse –, il est fort probable que vous devez boire davantage. Pour bien fonctionner, les intestins ont besoin d'être hydratés. Buvez deux verres d'eau au moins entre chaque repas.

9. Ne buvez pas n'importe quoi

Nous savons toutes que l'alcool apporte des calories. Mais qu'en est-il de nos cafés crème et autres cappuccinos ? Un grand verre de soda *light* contient 13 cuillérées de sucre et un jus de fruits, même s'il est bon pour la santé, contient aussi du sucre. Faites donc attention à ce que vous buvez.

10. Faites contrôler votre taux de cholestérol

Vous pouvez être en forme et en bonne santé mais avoir, pour une raison génétique, un taux de cholestérol élevé – ce qui augmente les risques de maladies cardiovasculaires. Même si 20 % seulement du cholestérol provient de l'alimentation, il est indispensable de demander à votre médecin de faire contrôler votre taux de cholestérol par une prise de sang.

11. Mangez : vous dormirez mieux

Votre compagnon vous fait-il part avec énervement des ronflements et autres grognements que vous émettez pendant votre sommeil ?

Il est prouvé qu'une alimentation saine et qu'une perte de poids peuvent réduire de 70 % les ronflements et améliorer de 40 % la qualité du sommeil.

12. Tenez un carnet alimentaire

En tenant votre « journal alimentaire », vous serez étonnée de voir la quantité d'aliments que vous ingérez. En toute sincérité, nous croyons manger assez peu, mais faites l'expérience suivante : additionnez soigneusement tous les grignotages pendant toute une journée, cacahuètes, bonbons et chips compris, puis comptez le nombre de calories que cela représente.

13. Ne faites pas de courses le ventre vide

Si vous partez faire des courses à jeun, vous serez tentée d'acheter des grignoteries, du chocolat, des produits sucrés et autres cochonneries.

14. Refermez tous les livres de régime

Les candidates au régime devraient ignorer les conseils de ceux qui écrivent des best-sellers sur l'amaigrissement, car bon nombre de ces conseils sont erronés, voire dangereux.

15. Ne mangez pas n'importe quoi

Tout ce que les produits gras et sucrés, les chips et les barres de chocolat vous rapporteront, ce sont des muscles affaiblis, des os fragiles, de la fatigue et une vulnérabilité à de nombreuses maladies liées à l'âge, telle l'artériosclérose – c'est-à-dire le durcissement progressif des artères, conduisant, à terme, à un infarctus. Ce programme réjouissant peut être atteint avant 45 ans !

16. Si vous êtes prête à tout, faites une cure de désintoxication

Si vous voulez absolument rentrer dans votre petite robe noire la semaine prochaine, il est trop tard pour entamer une modification progressive de votre alimentation... Faites alors une cure de désintoxication pendant deux jours – et trois nuits – seulement. Cela signifie : pas de café, pas de pain, pas de douceurs ni de fromage, pas de pâtes ni d'alcool, mais beaucoup d'eau, des légumes et des fruits à volonté, et des pommes de terre en robe des champs, cuites à la vapeur et sans beurre. Résultat : vous aurez un ventre plat, pas de gaz et un organisme désintoxiqué.

17. N'écoutez pas certains amis...

Il est déjà très difficile de manger correctement, alors n'écoutez surtout pas quelques copines ou quelques petits amis bien intentionnés quand ils vous diront : « Ah non, tu ne devrais pas manger ÇA ! » Ne vous laissez ni influencer ni décourager.

18. Ne vous transformez pas en ruminant(e)

N'allez pas plonger la tête dans le réfrigérateur à chaque fois que vous vous sentez désœuvrée. Ne vous jetez pas sur les gâteaux secs, le paquet de chips et les restes du dîner : cela pourrait ajouter 700 calories à votre bilan énergétique quotidien. Si cela devient une habitude, à coup sûr vous grossirez.

19. Choisissez des aliments qui offrent un atout supplémentaire

En mangeant avec raison, non seulement vous améliorerez votre silhouette et votre poids mais aussi votre allure. Les poissons gras, par exemple, sont bons pour la peau, pour les cheveux et les ongles ; les brocolis donnent un teint de velours et les bananes apportent de l'énergie.

20. Pensez « naturel »

Vous ne voulez pas vous tracasser et passer des heures à décider ce qu'il faut acheter et ce qu'il faut manger ? C'est très simple : choisissez uniquement des produits naturels. Il a été prouvé que les personnes qui consomment des produits frais, crus et naturels, sont plus minces et en bien meilleure santé.

21. Attendez avant de vous resservir

Votre estomac a besoin de 20 minutes pour enregistrer qu'une nourriture a été ingurgitée et qu'elle est en chemin. Attendez donc avant de vous resservir une seconde fois.

22. Mastiquez

Votre maman avait raison. Mâchez bien chaque bouchée, vous mangerez moins et vous digérerez sans être ballonnée.

23. Savourez votre gâteau

Des études récentes l'ont démontré : manger avec plaisir et sans remords est bon pour la santé ; manger avec stress et culpabilité est mauvais pour la santé, pour la forme et pour la ligne.

24. Ne mangez pas debout

Prendre son repas debout n'aide pas la digestion : on mange trop vite, on mange davantage et on se sent stressée.

25. Et consommez moins d'aliments allégés

Souvenez-vous de ceci : *allégé* ne signifie pas « pauvre en calories ».

chapitre 2

Comment faire du sport sans suer sang et eau

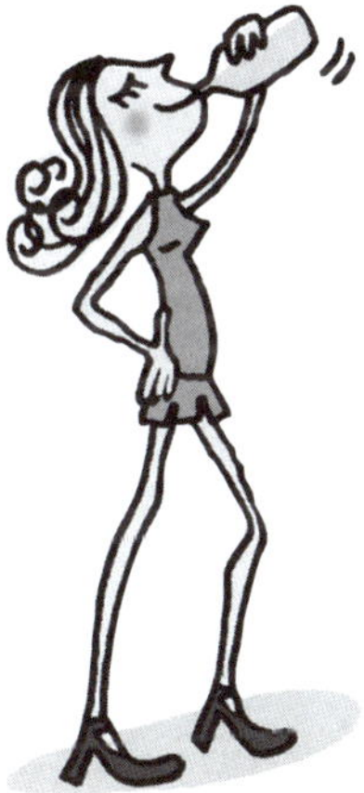

Pourquoi donc vous tuer à la tâche ?

Si, depuis le collège, vous haïssez les cours de gymnastique et les tenues de sport, et si vous détestez courir après un ballon, sans doute n'avez-vous qu'une envie : sauter ce chapitre 2 ! Je vous comprends. Au fond de vous-même, vous savez très bien qu'il vous faudra pratiquer un peu de sport, que c'est bon pour vous, mais le problème – si vous pensez que c'en est un – est que, comme bon nombre d'entre nous, vous ne voulez pas vous compliquer l'existence. Voyons ce que je peux faire pour vous.

Vous vous dites certainement : « Je ne suis pas bonne en sport » ou, comme la plupart des paresseuses : « Je ne suis pas du genre sportive », « L'exercice, ce n'est pas mon truc », ou encore : « Je trouve ça fatigant et presque humiliant ! » Permettez-moi cette précision : le type d'activité physique auquel je vais faire allusion n'a rien à voir avec une pratique intensive dans un club de gym avec tenue moulante imposée et cours d'aérobic cinq fois par semaine. Non, je parle d'une activité physique simple, courante et facile à caser dans n'importe quel emploi du temps. En admettant que vous ajoutiez ces exercices à vos activités quotidiennes, vous allez parvenir sans peine au minimum requis : une séance de 30 minutes par jour environ. Vous n'êtes toujours pas convaincue ? Voici quelques bonnes raisons qui vous montreront que faire du sport, c'est bon pour vous...

Si vous faites du sport trois fois par semaine au moins :

- vous gagnerez en estime de vous-même,
- vous améliorerez votre santé,
- vous bonifierez votre vie sexuelle,
- vous maintiendrez votre poids idéal,

- vous aurez une plus belle peau,
- vous vous sentirez plus heureuse,
- vous aurez plus d'énergie,
- vous serez moins déprimée,
- vous vous sentirez plus forte,
- vous aurez un corps plus mince et des proportions plus harmonieuses,
- vous augmenterez vos chances de vieillir dans de bonnes conditions,
- vous diminuerez les risques de maladies cardiovasculaires,
- vous ferez baisser votre tension artérielle,
- vous diminuerez les risques de diabète,
- vous brûlerez des calories,
- vous retarderez le vieillissement de votre organisme,
- vous serez plus détendue,
- vous vous sentirez plus éveillée,
- vous serez plus séduisante,
- vous aurez le sentiment que le monde vous appartient,
- et vous aurez même envie d'appeler votre ancien professeur de gymnastique au collège pour lui dire qu'il était nul.

Six mauvaises excuses pour ne pas bouger

1. « Je n'ai pas le temps »

Tout le monde a 45 minutes par jour au moins à consacrer à une activité physique. Le problème est ailleurs : car le sport est avant tout considéré comme une corvée, et l'on préfère souvent consacrer ces précieuses 45 minutes à rêvasser, allongée sur le canapé. N'attendez pas le jour où vous aurez le temps, l'argent et l'envie de faire du sport : ce jour-là ne viendra jamais. Commencez plutôt maintenant, en regardant la télévision, en marchant pour aller à votre bureau, en faisant des courses, en préparant le dîner...

Si vous vous sentez vraiment d'attaque, vous pouvez même vous allonger sur votre moquette et, tout en continuant la lecture de ce livre, faire quelques abdominaux ! Mais c'est peut-être trop vous demander... Quoi qu'il en soit, souvenez-vous que le simple fait d'aller rendre visite à une amie qui habite à 15 minutes à pied de votre domicile – d'un bon pas aller et retour, s'il vous plaît – affiche déjà au compteur les 30 minutes quotidiennes d'exercice physique. Notez également que le temps passé à s'activer peut être cumulé : si vous vous activez 10 minutes par heure, matin et soir, à la maison, vous aurez, à la fin de la journée, 50 minutes de sport à votre acquis !

Si vous avez 5 minutes à perdre... montez l'escalier. Si vous le montez en courant, vous brûlerez entre 100 et 150 calories.

Si vous avez 10 minutes à perdre... faites un petit parcours « santé ». Courez sur place pendant 2 minutes, puis faites 2 minutes d'abdominaux et, de nouveau, 1 minute de course sur place. Accordez-vous une pause de 45 secondes, puis faites quelques pompes, les genoux à terre si nécessaire, pendant 2 minutes, une course de 2 minutes les genoux bien levés, enfin 2 minutes d'étirements. Bravo !

Si vous avez 15 minutes à perdre... allez marcher rapidement pour brûler 100 calories environ. Faites travailler vos mollets, vos bras – levez-les et abaissez-les en marchant –, vos cuisses et, si vous rentrez le ventre, vos abdominaux.

2. « Le sport ne fait pas maigrir »

« Le sport peut transformer radicalement votre silhouette. »

Il est très difficile de perdre du poids uniquement en faisant du sport, c'est vrai : pour perdre 500 g de graisse, il faut en effet brûler 3 500 calories – ce qui représente une véritable prouesse en matière sportive. Mais si vous combinez sport et nourriture saine, alors vous serez gagnante :

- vous doublerez votre capacité d'amaigrissement et vous améliorerez votre état de santé général ;
- vous profiterez de l'effet de cumul : marcher à vive allure cinq fois par semaine pendant un mois fait perdre 500 g de graisse au moins – même en craquant sur un éclair au chocolat ;
- vous accélérerez votre métabolisme, car la masse maigre possède un taux métabolique plus élevé que la masse grasse. Cela signifie que vous brûlez plus de calories quand vous êtes musclée, donc vous maigrissez plus vite.

D'autre part, si un régime alimentaire fait perdre de la graisse, le sport, quant à lui, peut transformer entièrement votre silhouette. La graisse corporelle étant cinq fois plus volumineuse que le muscle, le résultat est impressionnant : en remplaçant la graisse par du muscle, vos fesses et vos cuisses sont plus minces et plus fermes. Rappelez-vous également que les muscles pèsent plus lourd que la graisse : en étant et en paraissant plus mince, sans doute pèserez-vous à peine moins. Voilà encore une bonne raison pour dédaigner la balance et pour vous fier uniquement à la taille de vos vêtements.

3. « Si j'arrête le sport, mes muscles vont se transformer en graisse »

C'est un non-sens absolu. Les muscles et la graisse sont des tissus différents. Ce n'est donc ni l'arrêt du sport ni la perte musculaire qui vous fera grossir, mais c'est, à coup sûr, le fait de trop manger et de ne pas assez bouger.

4. « Je vais ressembler à une culturiste »

Très peu de femmes ont le potentiel pour devenir culturistes ; seules celles qui possèdent une prédisposition génétique y parviendront. Ne vous inquiétez donc pas ! Cela dit, pour développer leur masse musculaire, ces femmes doivent tout de même pratiquer de nombreux exercices, modifier radicalement leur façon de manger et soulever des poids lourds, voire très lourds, 2 heures au moins par jour. Ne rêvons pas : ce programme ambitieux ne risque pas de devenir le vôtre, surtout si vous lisez ces lignes confortablement installée sur votre canapé.

5. « Les cuisses de ma copine ont doublé de volume »

Si c'est le cas – et elle a dû travailler énormément ! –, il est probable que votre amie a concentré tous ses efforts sur cette zone-là. Nous avons toutes tendance à faire travailler les parties de notre corps qui sont déjà un peu musclées et à ne pas vouloir briser notre routine. Admettons que vous aimez vous entraîner régulièrement sur un tapis de course. Le résultat est que vous renforcez à l'extrême les muscles de vos jambes et que vous négligez ceux qui en auraient le plus besoin. Changez souvent d'exercice.

6. « Je n'ai pas l'énergie pour m'entraîner »

Voilà bien la raison pour le faire. Car la fatigue est un cercle vicieux : si vous vous allongez quand vous êtes fatiguée, vous vous sentirez encore plus fatiguée. En réalité, se forcer à bouger donne de l'énergie. Si vous êtes épuisée à 18 heures, posez-vous quelques questions sur votre alimentation ; votre petit-déjeuner et votre déjeuner sont peut-être responsables de votre coup de barre. Levez-vous 30 minutes avant l'heure habituelle et faites quelques exercices matinaux. Le soir, allez vous coucher 30 minutes plus tôt pour ne pas manquer de sommeil.

Toute la vérité sur l'activité physique

Pourquoi n'aime-t-on pas faire du sport ? La réponse est très simple : nous sommes toutes incroyablement paresseuses de nature. Mais sachez que cela possède des conséquences néfastes sur la santé.

Vous ne pratiquez aucun sport ? Vous ne faites aucune activité physique ? Alors ce qui suit vous concerne :

- Dans les cinq dernières années, vous avez pris quelques kilos et une taille de plus.

- Vous êtes déprimée.
- Vous avez du mal à dormir.
- Vous êtes molle.
- Vous manquez d'énergie.
- Vous souffrez du syndrome prémenstruel.
- Après le déjeuner, vous êtes victime d'un sérieux coup de barre.
- Vous avez mal au dos – car vos abdominaux sont faibles, voire inexistants...
- Vous augmentez vos risques de maladies cardiovasculaires, d'infarctus, d'arthrose et d'ostéoporose.

BON À SAVOIR

Une activité physique pratiquée trois fois par semaine (soit 2 heures par semaine) peut vraiment changer votre vie.

Tout cela vaut la peine d'y réfléchir, reconnaissez-le. Pour s'épargner un avenir fait de douleurs et de maux en tout genre, sachez que 20 à 40 minutes de sport, trois fois par semaine, peuvent vraiment changer votre vie. D'ailleurs, pour acquérir une santé de fer, nul besoin de vous inscrire dans un cours de gymnastique hors de prix, de prendre un entraîneur personnel, de courir au petit matin dans un parc, d'aller à reculons au cours d'aérobic ou de mettre vos économies dans des machines sophistiquées. Tout ce que vous avez à faire, c'est de bouger 30 minutes par jour, jusqu'à être légèrement essoufflée. Vous avez le choix : marcher plus longtemps, faire l'amour plus souvent, courir sur place dans votre appartement ou, pourquoi pas, monter les escaliers mécaniques à rebours en allant au bureau. Ainsi, vous diminuerez de moitié vos risques de cancer des ovaires, du col de l'utérus et des intestins, vous supprimerez largement les divers maux et douleurs. Voici comment vous y prendre en trois étapes...

Étape n° 1 : trouvez le bon rythme

Le but est de bouger selon votre rythme cardiaque optimal, qui se situe entre 60 et 75 % du rythme cardiaque maximal défini pour votre âge. Les deux paramètres importants sont donc l'âge et le niveau d'entraînement. Cela vous permet de rester dans une zone de sécurité. C'est très facile à atteindre, croyez-moi, et c'est à la portée de toutes les sportives paresseuses ; vous n'aurez pas d'excuse si vous n'en tirez aucun bénéfice pour votre santé.

Pour calculer votre rythme cardiaque d'entraînement, il faut soustraire votre âge (en années) du nombre 220 : cela donne votre rythme cardiaque maximal (RCM). Puis calculez 60 à 75 % de ce nombre.

Par exemple, si vous avez 30 ans, votre rythme cardiaque maximal est 190 (220 – 30) et votre rythme cardiaque d'entraînement est situé entre 114 (60 %) et 142 (75 %).

Zones d'entraînement cardiaque

Âge	Rythme cardiaque maximal	Rythme cardiaque d'entraînement (60-75 %)
20	200	120-150
25	195	117-146
30	190	114-142
35	185	111-139
40	180	108-135
45	175	105-131

Si vous n'avez pas envie de faire de calculs, l'astuce à connaître est la suivante : il faut s'entraîner jusqu'à l'essoufflement, mais attention, pas au point d'être incapable de parler. Si vous sentez que vous ne pouvez plus respirer, que vous ne pouvez plus parler ou que vous allez vous évanouir, c'est que vous en faites trop. En revanche, si vous pouvez fredonner une chanson ou bavarder avec votre voisine, c'est que vous ne faites rien du tout !

Étape n° 2 : essayez l'endurance ou les exercices « aérobies »

Le mot *aérobie* – signifiant « qui se développe en présence d'oxygène » – correspond à un exercice pratiqué sur une longue durée : parmi les sports d'endurance figurent ainsi la marche, le jogging, la course de fond, la natation, le vélo, la danse et bien sûr l'aérobic. Ce type d'exercice nécessite un effort prolongé, qui consomme une grande quantité d'oxygène et fait travailler les poumons et le cœur. Si vous vous entraînez de manière régulière, vous deviendrez une véritable machine à brûler de l'énergie. C'est très bien pour maigrir, car plus on en fait, plus le corps brûle sa graisse. De plus, les exercices aérobies renforcent le système immunitaire et réduisent les risques de maladies cardiovasculaires.

Quel exercice allez-vous choisir ?

- La marche : elle améliore le fonctionnement du système cardiovasculaire, la résistance et la force musculaire. C'est peu coûteux, facile à pratiquer et vous pouvez même garder vos hauts talons – c'est bon pour renforcer les muscles des mollets.
- La course de fond : elle élève le rythme cardiaque et fait travailler la partie basse du corps. Vous pouvez courir dans un parc près de chez vous, à l'intérieur de votre immeuble en montant et en descendant l'escalier, ou encore en faisant du surplace chez vous.
- La natation : elle fait travailler tous les muscles du corps et améliore la capacité respiratoire. Ce n'est ni onéreux ni difficile. Mais assurez-vous bien que vous remuez un peu et que vous ne vous contentez pas de faire la planche.

- Le vélo : c'est un très bon sport aérobie, qui fait travailler les jambes (surtout) et les bras. Partez donc en promenade.
- La danse : elle peut faire dépenser jusqu'à 500 calories par heure. Elle est facile à intégrer dans votre vie sociale.

Faites l'un ou l'autre de ces exercices quatre à cinq fois par semaine, par séance de 20 minutes au moins.

Étape n° 3 : poursuivez par l'intensité ou les exercices « anaérobies »

L'exercice *anaérobie* – « qui se développe dans un milieu sans oxygène » – se fonde sur l'intensité musculaire et la brièveté de l'effort : parmi les sports anaérobies figurent la course en sprint, le tennis et la musculation. C'est bon pour votre forme, ça renforce votre ossature, tonifie et sculpte votre corps, ça vous aide à construire une bonne musculature. Si les femmes qui possèdent un corps harmonieux ne font pas nécessairement des exercices aérobies tous les jours, en revanche elles pratiquent la musculation trois fois par semaine. Bon à savoir : chaque kilo de muscle gagné par la musculation fait brûler 20 à 30 calories supplémentaires par jour. Dès que vous avez acquis une bonne masse musculaire, vous continuez de brûler des calories sans rien faire, juste pour entretenir ces muscles.

Un entraînement régulier en anaérobie vous permettra de :

- vous sentir plus forte ;
- brûler plus de calories ;
- avoir un meilleur tonus musculaire ;
- augmenter votre masse musculaire ;
- réduire votre masse grasse ;

- contrôler votre tension artérielle ;
- vous sentir en pleine forme ;
- dormir mieux ;
- avoir une bonne qualité de concentration ;
- et avoir davantage d'énergie.

Les meilleurs exercices anaérobies conseillés aux paresseuses sont... tous ceux qui augmentent la force musculaire. Cela peut être n'importe quel exercice qui consiste à soulever un poids – par exemple, soulever une bassine... –, cela peut se résumer à faire des pompes devant la télévision, à faire du tennis ou de la marche active – vous levez et vous abaissez les bras en marchant. Il vous faut deux à trois séances de 20 minutes par semaine, pas nécessairement en continu. Le mieux est de faire trois séries de douze mouvements, avec une pause entre chaque série. Le but est de sentir vos muscles qui chauffent lors des deux dernières séries. Si vous êtes débutante, commencez par une série de huit et augmentez peu à peu jusqu'à douze.

Pour être vraiment en forme

« Un peu de sport, c'est mieux que pas de sport du tout. »

Gardez toujours à l'esprit que le plus petit effort sollicite le corps le plus paresseux et aide à brûler plus de calories. Une activité physique non seulement vous fera maigrir mais changera beaucoup de choses dans votre vie. Si vous êtes découragée par avance, souvenez-vous qu'un peu de sport, c'est mieux que pas de sport du tout. Et si vous pouviez vous débrouiller pour bouger ne serait-ce qu'une fois par semaine ou bien 10 petites minutes par jour, ce serait mieux que de ne rien faire.

Déterminez votre personnalité « fitness »

En premier lieu, pour vous motiver, il vous faut choisir une activité que vous aimez pratiquer. Mais si vous détestez vraiment bouger, ne serait-ce que le petit doigt, alors vous êtes une cause perdue. Bon, on ne sait jamais : jetez tout de même un coup d'œil autour de vous, et peut-être trouverez-vous quelque chose qui sera compatible à la fois avec votre personnalité et avec votre mode de vie.

Selon une tradition indienne vieille de cinq mille ans, appelée Ayurveda, connaître son type physique est la clef pour posséder un corps parfait. La médecine ayurvédique est fondée sur le concept suivant : pour maximiser ses chances d'amaigrissement, de forme et de santé, on doit traiter et soigner son corps d'une manière qui correspond au type morphologique auquel on appartient. Pour cela, il faut tout d'abord examiner les trois forces qui gouvernent l'énergie du corps, appelées *vata, pitta* et *kapha*.

À la naissance, chaque personne possède une énergie dominante, qui détermine non seulement son apparence physique mais aussi sa personnalité. Ces types morphologiques, ou morphotypes, correspondent aux trois principales catégories définies en Occident : le type ectomorphe (*vata*), le type mésomorphe (*pitta*) et le type endomorphe (*kapha*).

Pour trouver à quel type vous appartenez, répondez aux questions suivantes, puis faites le total de vos points après chaque série de questions. La catégorie qui réunira le plus de oui correspondra à votre type morphologique.

(A)	
Êtes-vous maigre et nerveuse ?	oui/non
Avez-vous la peau sèche ?	oui/non
Avez-vous la mémoire qui flanche ?	oui/non
Vous ennuyez-vous rapidement ?	oui/non
Avez-vous de fortes pulsions sexuelles ?	oui/non
Êtes-vous sensible au froid ?	oui/non
Préférez-vous la chaleur ?	oui/non
Aimez-vous le sport ?	oui/non
Avez-vous de l'énergie à revendre ?	oui/non
Total	———

(B)	
Avez-vous une ossature moyenne ?	oui/non
Avez-vous la peau douce ?	oui/non
Avez-vous bon appétit ?	oui/non
Avez-vous les cheveux fins ?	oui/non
Êtes-vous particulièrement intelligente ?	oui/non
Avez-vous parfois trop chaud ou trop froid ?	oui/non
Aimez-vous la compétition ?	oui/non
Total	———

(C)	
Êtes-vous ronde ?	oui/non
Avez-vous du mal à maigrir ?	oui/non
Vos cheveux sont-ils épais ?	oui/non
Avez-vous de grands yeux ?	oui/non
Avez-vous un tempérament gai ?	oui/non
Êtes-vous calme ?	oui/non
Êtes-vous sensible au chaud et au froid ?	oui/non
Vous n'aimez pas le sport ?	oui/non
Total	———

Une majorité de A : vous êtes *vata* (type ectomorphe)

Si vous êtes de type vata, vous êtes mince, vous avez des jambes et des bras longs. Le type *vata* a tendance à posséder une ossature fine, à être énergique, rapide et actif. Si votre énergie est déséquilibrée du fait d'une mauvaise alimentation ou d'un manque d'exercice, vous souffrez sans doute d'insomnie, peut-être d'angoisse ou d'attaques de panique.

- Faites des exercices aérobies, qui conviennent tout à fait à votre caractère agité. Toutefois, étant donné que vous avez du mal à vous muscler, faites également des exercices de musculation afin d'augmenter votre force.
- L'énergie du type *vata* coule à flots : privilégiez plutôt les exercices calmes et lents – par exemple, du yoga, de la danse, du taï chi chuan (une gymnastique chinoise composée de séries de mouvements lents et précis) ou de la gymnastique douce. Dans votre cas, toutes ces activités sont bénéfiques ; elles vous aideront à combattre le stress, à contrôler votre respiration et à construire votre masse musculaire.

Une majorité de B : vous êtes *pitta* (type mésomorphe)

Le type pitta possède un squelette moyen, une silhouette charpentée et athlétique, des formes musclées et anguleuses, des membres longs et peu de graisse corporelle. Si vous appartenez à ce type morphologique, vous avez le potentiel pour devenir forte et musclée. Étant solidement bâtie, sans doute avez-vous un thorax plus développé que la taille et des jambes aussi longues que le torse. Quand votre énergie est déséquilibrée, vous êtes sujette à des problèmes cutanés et digestifs, ainsi qu'à des bouffées de chaleur.

- Actuellement, vous êtes plus focalisée sur la réussite que sur le plaisir. Les sports d'équipe ne conviennent pas à votre caractère ; pratiquez plutôt une activité qui correspond à votre rythme propre : essayez les sports qui accentuent le contrôle de soi – par exemple, la danse classique.
- Le type *pitta* développe facilement sa masse musculaire : choisissez les exercices qui étirent les muscles plutôt que ceux qui les épaississent.

Une majorité de C : vous êtes *kapha* (type endomorphe)

De type *kapha*, vous avez un corps plus rond, plus enrobé et plus large que les type *vata* et *pitta*. Vous êtes de taille moyenne ou petite, votre ossature est fine, vos membres sont assez courts, votre poitrine est plus forte que la moyenne, vos épaules sont étroites et vos hanches plutôt larges. Quand votre énergie (*dosha*) est déséquilibrée, vous avez souvent des problèmes de poids, vous êtes léthargique et vous souffrez du syndrome prémenstruel.

- Le type *kapha* est fort dans la partie supérieure du corps et faible dans la partie inférieure. Or, une musculature peu développée et un métabolisme lent impliquent une tendance à stocker de la graisse au niveau de l'abdomen. Vous avez donc besoin de vous concentrer sur la course de fond, sur la natation et la diététique. Combinez des exercices aérobies et anaérobies.
- Par ailleurs, vous avez des problèmes de maintien car le stress provoque chez vous des crispations de la nuque ; vous avez également tendance à stocker de la graisse au niveau du ventre et des hanches – ce qui vous donne mal au dos. Renforcez vos muscles abdominaux et dorsaux, et pensez à faire des élongations – faites du stretching.

- Moins actif que les autres morphotypes, le type *kapha* doit choisir des exercices qui requièrent une implication personnelle et un soutien psychologique. L'idéal est de travailler avec un entraîneur personnel, de suivre un programme de gymnastique ou de choisir un sport d'équipe.

Trouvez votre motivation

Si vous n'êtes toujours pas décidée à bouger, voici quelques idées pour trouvez votre motivation.

- Dénichez-vous un partenaire d'entraînement. Il y a deux solutions : soit vous persuadez une amie – aussi paresseuse que vous – de vous accompagner, soit vous vous décidez à faire équipe avec une acharnée de la gymnastique. À vous de choisir l'alternative qui convient à votre caractère.
- Allez faire des courses. Non pas pour l'exercice que cela représente – même si tout compte –, mais pour investir dans une tenue de gym, du genre moulant : une fois que vous l'aurez achetée, peut-être cela vous poussera-t-il à vous en servir au moins une fois...
- Et si rien ne vous tente, souvenez-vous que faire du sport permet de brûler instantanément ce que vous mangez : même ce qui fait grossir, même ce qui est gras, même ce qui est recouvert de chocolat...

Entraînez-vous à la maison

« Une activité physique brûle instantanément tout ce que vous mangez. »

Vous êtes trop paresseuse pour vous traîner jusqu'à une salle de sport ? Dans ce cas, changez de tactique et transformez votre logis en un club de gymnastique.

- Faites le lit. Retirez les draps, retournez le matelas, remettez les draps bien tirés, bordez, tapotez vivement les oreillers et les couettes. Tout cela peut brûler 50 calories au moins.
- Bêchez le jardin ou tondez la pelouse. Cela consomme jusqu'à 150 calories.
- Courez après le bus. Une course de 5 minutes brûle 100 calories environ.
- Faites plus de travaux ménagers. Passez l'aspirateur, repassez, époussetez, videz la machine à laver. Chacune de ces activités brûle 100 calories environ.
- Faites l'amour plus souvent (pour plus de détails, voir le chapitre 4). En termes d'élévation du métabolisme et de combustion des graisses, une demi-heure d'amour le matin, en position active (par exemple, au-dessus), vaut une heure d'amour l'après-midi. En effet, le matin, l'organisme convertit les réserves de graisse en énergie. En position dominante, vous consommez jusqu'à 250 calories en 30 minutes.

Ce qui est bien avec le sport, c'est que tout compte. Tandis que vous vaquez à vos occupations quotidiennes, pensez donc à bouger.

- En prenant votre douche. Faites travailler vos mollets, montez puis descendez sur la pointe des pieds, tenez quelques secondes, puis relâchez. Cela est valable pour les mollets et les fessiers.
- En prenant votre bain. En attendant que le bain coule, mettez-vous par terre, sur le dos, bien à plat, les pieds sur une chaise. Faites une série de douze abdominaux : les mains placées sur la nuque, la tête repliée, poussez la poitrine et les épaules vers les cuisses en vous servant des muscles abdominaux. L'astuce consiste à ne pas tirer votre tête en avant en vous aidant de vos mains et de garder les fesses bien plaquées au sol, puis de laisser les muscles de votre ventre faire tout le travail.

- En restant pendue au téléphone. Faites quelques exercices de fente – un pas en avant, le genou de l'autre jambe posé au sol – et quelques mouvements d'accroupissement – gardez les genoux serrés et laissez tomber vos fesses vers le sol. C'est bon pour le travail musculaire des jambes et des fessiers.
- En préparant le thé ou le café. Faites 20 mouvements contre le mur, bras tendus puis bras pliés. Vous ferez travailler à la fois votre dos, vos triceps (les muscles situés derrière les bras), vos pectoraux (les muscles de la poitrine) et vos épaules.

Pensez également à vous étirer : c'est très facile à faire devant la télévision. À peine 10 minutes d'étirements par jour allongent les muscles, préviennent les blessures, irriguent le cerveau et procurent de la détente. S'étirer est facile quand on sait s'y prendre. En premier lieu, ne vous étirez pas trop fort, et si ça brûle, arrêtez tout de suite. Ne forcez jamais, allez simplement jusqu'où vous pouvez en pensant à bien respirer en même temps. Voici quelques exercices d'étirements à faire tous les jours :

- Étirement du dos : debout, les pieds écartés à la hauteur des hanches. Levez les bras au-dessus de la tête – en gardant les épaules basses –, inspirez en penchant le haut du corps et les bras vers le sol, allez aussi loin que possible. Pensez à laisser tomber la tête vers les genoux. Une fois la position adoptée, inspirez deux fois et relevez-vous. À faire cinq fois.
- Étirement des jambes : allongez-vous par terre, les jambes droites, dans l'alignement du corps. En gardant les fesses et la tête bien plaquées au sol, levez doucement une jambe à la verticale et placez les deux mains derrière la cuisse. Ensuite, tirez doucement cette jambe vers vous. Il se peut que vous n'alliez pas très loin, ce n'est pas grave : cet étirement vous détendra et vous donnera plus de force et de souplesse.

- Étirement du bassin : couchée sur le dos, les bras le long du corps, pliez les deux jambes au niveau des genoux en gardant les pieds bien plaqués au sol. Puis faites doucement rouler les genoux vers la gauche jusqu'à ce qu'ils touchent le sol, et répétez ce mouvement dix fois. C'est un exercice de détente des hanches et de la taille. À faire également dix fois de l'autre côté.
- Étirement des triceps : levez le bras gauche au-dessus de la tête – en gardant les épaules basses –, puis pliez le bras en laissant tomber la main derrière l'épaule gauche. Placez la main droite sur le coude du bras gauche et poussez doucement vers l'arrière. Vous devez sentir un tiraillement à l'arrière du bras gauche. À faire cinq fois. Puis changez de bras.

BON À SAVOIR

Faites l'amour plus souvent. En termes d'élévation du métabolisme et de combustion des graisses, une demi-heure d'amour le matin, en position active (par exemple, au-dessus), vaut une heure d'amour l'après-midi.

Entraînez-vous à l'extérieur

Vous êtes gênée de faire vos exercices devant votre compagnon ou votre colocataire ? Alors faites-les à l'extérieur.

- Marchez. À vive allure, cela vous fera le plus grand bien, le but étant de tenir 20 minutes pour arriver à l'essoufflement. À faire également en portant un sac à bout de bras – c'est bon pour les biceps – et en écoutant de la musique à fond dans un baladeur pour doper votre énergie. Après la marche, n'oubliez pas de vous étirer : sinon vous allez avoir de sacrées courbatures aux mollets...
- Montez l'escalier. Et renoncez à tout jamais à l'ascenseur. Essayez de consacrer 10 minutes par jour à monter et à descendre l'escalier : c'est le

meilleur et le plus exigeant des exercices. Voilà une manière très efficace d'entraîner son cœur. Ça ne coûte rien et ça fait travailler tous les muscles.

BON À SAVOIR

Marchez en toutes circonstances. Cela vous donnera une très grande résistance cardiovasculaire et cela fera travailler tous vos muscles.

Entraînez-vous au bureau

Comment ne pas s'ennuyer au bureau tout en améliorant son tonus musculaire.

- Pensez à vos abdominaux. Pour les faire travailler, asseyez-vous bien droite à votre bureau, les pieds sur le sol. Inspirez puis expirez, poussez votre nombril et vos abdominaux vers l'arrière de la colonne vertébrale, le plus loin possible, et tenez cette position pendant 10 secondes. Respirez, relâchez et répétez douze fois le mouvement. Faites cet exercice pendant 5 minutes, cinq fois par jour, et vous verrez la différence.
- Devenez multitâches. Si vous n'avez pas envie de faire 40 minutes d'exercice par jour – 20 minutes en exercices aérobies, 20 minutes en exercices anaérobies, plus les étirements –, alors variez les tâches. Montez et descendez l'escalier en courant avec le sac à provisions. Des dossiers et des cartons feront aussi bien l'affaire.
- Serrez les fesses. Pendant que vous attendez que la bouilloire siffle ou que la photocopieuse fasse son travail, serrez très fort les fesses pendant 10 secondes. À faire cinq fois par jour. Vous devriez constater une différence en deux semaines : vos fesses seront moins molles, et le travail musculaire les fera remonter.

VINGT-CINQ BONNES RAISONS POUR VOUS REMUER

1. Vous êtes meilleure qu'un homme

La plupart des femmes sont en meilleure forme que les hommes. Cela est avant tout dû à des choix différents quant à leur mode de vie. Toutefois, entre 35 et 45 ans, une femme prend en moyenne 5 kg et, après la ménopause, perd 1 % par an de sa densité osseuse.

Rassurez-vous : il n'est pas très difficile d'inverser ces statistiques peu réjouissantes. Publiée dans le *Journal of the American Medical Association*, une étude récente a montré qu'un entraînement – en aérobie et en anaérobie – pratiqué trois fois par semaine seulement tend à ralentir le processus de vieillissement de dix à quinze années.

2. Vous en tirerez des bénéfices à long terme

Diverses recherches scientifiques prouvent que chaque heure passée à faire du sport augmente l'espérance de vie de 2 heures. De plus, le sport stimule la croissance des neurones – ce qui est très utile si vous les détruisez en buvant de l'alcool – et diminue les risques de maladie d'Alzheimer.

3. Le sport vous rendra heureuse

Menée par la faculté de médecine de l'université de New York, une étude récente a découvert que le sport est une bien meilleure médecine que la médecine elle-même. Dans cette étude ont été comparées des personnes sous antidépresseurs à des personnes qui pratiquent du sport. Il apparaît que les sportifs guérissent plus vite que les non-sportifs. En effet, l'élévation du rythme cardiaque durant l'exercice produit le même effet que les antidépresseurs : dans le cerveau, elle augmente le taux de sérotonine.

4. Vous adopterez de bonnes postures

Être affalée est sans doute confortable, mais se tenir droite brûle deux fois plus de calories que la position assise. De plus, si vous vous tenez droite, les épaules basses et le ventre rentré, vous paraîtrez plus grande, plus mince et vous ferez travailler vos muscles.

5. Vous ferez baisser votre tension artérielle

La prise de la tension artérielle rend compte de la force exercée par le sang sur les parois des artères. Une pression sanguine trop élevée risque d'être fatale : c'est la principale cause des accidents cardiaques, vasculaires et cérébraux. Par bonheur, une activité physique régulière diminue la tension artérielle.

6. Vous aurez moins de cholestérol

L'activité physique éloigne le danger que représente le cholestérol, et c'est une bonne chose. En effet, les dépôts graisseux sur les parois des artères favorisent l'infarctus.

7. Vous consoliderez votre ossature

Consolider ses os demande seulement 20 minutes d'exercices – aérobies et anaérobies – trois fois par semaine : par exemple, du jogging, de la marche et un soulever de poids. Récemment, des études américaines ont démontré que marcher 1,5 km par jour réduit le risque d'ostéoporose chez les personnes âgées.

8. Vous aurez moins de problèmes de poids

Dès l'âge de 30 ans, on commence à perdre sa masse musculaire et à prendre de la graisse. D'ailleurs, c'est la raison pour laquelle on peut se permettre d'être peu active quand on est jeune – mais pas quand on vieillit ! Bonne nouvelle : faire du sport préserve la masse musculaire.

9. Votre peau sera plus éclatante

Une bonne circulation sanguine garantit une belle peau. Si vous voulez être radieuse toute la journée, faites du sport trois à cinq fois par semaine.

10. Votre silhouette sera plus attirante

La pratique régulière d'un sport combat la dégénérescence naturelle et permet de se maintenir en forme. Cela signifie que vous ne serez ni voûtée ni clouée dans un fauteuil roulant à l'âge de 70 ans. Autre bonne nouvelle, non ?

11. Votre estime de vous-même en sera renforcée

En vous sentant plus forte, vous vous sentirez mieux dans votre corps et dans votre tête.

12. Vous souffrirez moins du syndrome prémenstruel

L'activité physique prévient le syndrome prémenstruel en libérant, dans le sang, les hormones du bien-être. Elle réduit également les symptômes typiques tels que les ballonnements, les maux de tête et les douleurs précédant les règles.

13. Vous aurez plus de facilité à être enceinte

Le sport facilite l'accouchement, donne des bébés en meilleure santé et augmente vos chances d'être enceinte quand vous le souhaitez.

14. Vous diminuerez vos risques de cancer du sein

En France, le cancer du sein touche 1 femme sur 11. Cependant, plusieurs recherches ont montré que la pratique régulière d'un sport peut réduire ce risque de près de 60 %.

15. Vous aurez de l'énergie à revendre

Faire du sport augmente la capacité respiratoire. Respirer plus d'oxygène donne donc une meilleure circulation sanguine et davantage d'énergie.

16. Vous dormirez mieux

Une simple marche d'une demi-heure par jour aide à se relaxer et à bien dormir, car le sport agit comme un exutoire. Pratiqué de manière régulière, il combat l'insomnie et réduit les ronflements.

17. Vous élèverez votre chaleur corporelle

Vous avez toujours froid ? En vous activant, vous réglerez au mieux votre chaudière interne et vous ne grelotterez plus tout l'hiver. D'après différentes études, on sait que les sportifs utilisent leur chaleur corporelle de façon plus efficace que les non-sportifs.

18. Vous développerez moins de stress

Le sport combat les hormones du stress en les remplaçant par les hormones du bien-être. Il relâche également les tensions musculaires et aide à se détendre.

19. Vous aurez de meilleures relations avec les autres

Le sport améliore l'humeur. En étant plus heureuse, vous vous disputerez sans doute moins avec votre petit ami ou avec vos collègues.

20. Vous connaîtrez des orgasmes plus intenses

Des études montrent que les sportives ont des orgasmes plus intenses et un désir plus fort que les très grandes paresseuses ; cela est dû à un afflux sanguin plus important dans les parties génitales et à un meilleur rythme cardiaque.

21. Vous n'aurez plus mal au dos

Selon diverses estimations, plus de 50 % des personnes se plaignent d'un mal de dos. Si cela vous tiraille déjà, c'est que vous avez une musculature abdominale faible – ce qui contraint votre dos à supporter à la fois le poids avant et le poids arrière de votre corps.

Vous pouvez améliorer les choses en intégrant dans votre programme d'entraînement des exercices renforçant la ceinture abdominale.

22. Vous constituerez votre capital « santé »

Le sport est vital dans la prévention des maladies et des infections. Il renforce le système immunitaire et aide le corps à combattre les infections.

23. Vous serez plus intelligente

Il est prouvé que le sport rend plus intelligent car il augmente l'activité cérébrale.

24. Vous perdrez vos mauvaises habitudes

Une étude récente a montré qu'en faisant du sport, vous avez deux fois plus de chances de tenir votre régime et même de réussir à vous arrêter de fumer.

25. Et vous en ressentirez tout de suite les bienfaits

Dès le début, vous allez vous sentir mieux. En effet, une simple marche diminue le sentiment de désespoir, renforce l'optimisme et abaisse le niveau d'angoisse.

chapitre 3

Comment perdre assez facilement vos mauvaises habitudes

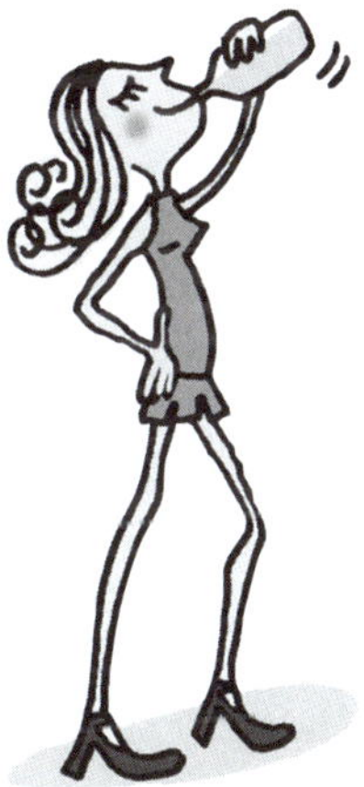

Les mauvaises habitudes sont-elles vraiment mauvaises pour la santé ?

Fumer, boire, faire la fête, passer des nuits blanches et ingurgiter des litres de café le lendemain matin... : tout cela serait mauvais pour la santé ? Oui ! Absolument ! Mais est-ce une raison pour arrêter ? Hélas ! permettez-moi d'en douter. Quand il s'agit de certaines habitudes très ancrées dans le mode de vie, aucune mise en garde n'empêchera toute bonne paresseuse de prendre du bon temps.

Après tout, ça vous regarde. Je ne vais pas passer mon temps à vous répéter l'évidence : vous savez très bien que fumer tue, que les gueules de bois sont un signe d'empoisonnement et que la caféine n'est pas un nutriment. Laissez-moi simplement souligner ceci : la plus terrible des fêtardes peut avoir grand intérêt à s'interroger sur ses mauvaises habitudes. De nouveau, je ne vous demande pas de changer radicalement votre existence, mais j'imagine que vous avez l'espoir de vivre longtemps et en assez bonne santé, non ? Alors voici ce que je vous propose : la première étape visera à vous faire prendre conscience du mal que vous vous faites ; la deuxième étape vous aidera à éviter les matins chagrins tout en continuant à vivre des nuits hédonistes ; la troisième étape, enfin, vous permettra d'arrêter de vous mentir – vous pensez être en bonne santé alors que manifestement vous ne l'êtes pas du tout.

Boire plus que de raison

La fin de semaine est enfin arrivée, le vendredi a été particulièrement stressant, vous fêtez l'anniversaire d'une copine, vous avez un nouveau petit ami, vous êtes sans petit ami... : voilà autant de bonnes vieilles excuses pour aller boire un verre. Pour 97 % d'entre nous, l'alcool représente le point d'ancrage des relations sociales, ainsi qu'un moyen de se détendre et d'éviter ou de diminuer le stress de la vie quotidienne. Il n'y a pas de mal à se faire du bien, non ? De plus, vous avez sans doute lu quelque part que boire, c'est bon pour la santé. En réalité, les bénéfices de l'alcool ne sont pas à la hauteur de leur réputation. S'il est réellement prouvé que deux verres de vin rouge par jour sont bons pour le cœur, en revanche, si vous prenez régulièrement plus de deux verres par jour, il existe de grandes chances pour que votre foie soit atteint, que votre peau se déshydrate et que vos précieux neurones se détériorent lentement.

Passons en revue ce que l'alcool fait subir à votre organisme :

Il fragilise les os

L'alcool et l'ostéoporose – la diminution de la masse osseuse – font bon ménage. En effet, boire provoque une perte de nutriments ; dans ce processus, c'est votre ossature qui en pâtit.

Il élève la tension artérielle

Boire un peu – ainsi deux verres après le travail – peut provoquer de l'hypertension. Si vous buvez régulièrement, votre tension artérielle restera élevée jusqu'à ce que vous inversiez la tendance – par exemple, en arrêtant de boire.

Il donne des brûlures d'estomac

L'alcool est très acide. Si vous en ingurgitez de grandes quantités, vous risquez de souffrir de brûlures d'estomac. De plus, vous aurez du mal à déglutir, sans parler de cette vilaine bile qui vous remontera dans la gorge...

Il aggrave le syndrome prémenstruel

Parce que l'alcool contient beaucoup de sucre, les femmes qui boivent sont plus sujettes que les autres au syndrome prémenstruel. L'alcool perturbe la glycémie et provoque la perte des nutriments indispensables pour combattre le syndrome prémenstruel.

Il abîme la peau

L'alcool fait vieillir prématurément, car il déshydrate la peau, en diminue l'élasticité et, de surcroît, donne des rides. En bref : votre peau sera vieille avant l'heure.

Il déprime

C'est vrai, l'alcool rend heureux pendant quelques heures car c'est un antidépresseur : il vous fait voir la vie en rose pour, très vite, vous faire chuter brutalement. C'est la déprime assurée.

Il attaque le foie

La cirrhose est une atteinte du foie qui survient quand les cellules sont détruites et les tissus abîmés. Cette maladie est un épisode – et la fin – logique d'une longue histoire entretenue avec la boisson. En bref : si vous buvez depuis l'âge de 20 ans, il serait peut-être temps de faire une pause.

Voici ce qui arrive quand vous buvez de l'alcool

Après quelques verres, vous vous sentez souvent transportée d'allégresse, pleine d'euphorie et de confiance en vous. Mais ne vous leurrez pas, ce n'est qu'une illusion. L'alcool a pour effet de mettre en sommeil la partie du cerveau responsable du jugement. Cela signifie que vos inhibitions habituelles – l'interrupteur de sauvegarde qui vous empêche de danser nue sur la table, par exemple... – disparaissent. Ce qui explique le refrain du lendemain : « Oh là là ! j'ai vraiment fait ça ? » D'autre part, il est, hélas ! prouvé que boire régulièrement pendant la semaine ou boire beaucoup le week-end augmente les risques d'avoir une relation sexuelle non protégée, de mal manger et de faire des erreurs d'appréciation conduisant à des accidents graves.

Contrairement à la nourriture, l'alcool est directement absorbé dans le sang et y reste jusqu'à ce qu'il soit métabolisé par le foie. Or, métaboliser l'alcool prend du temps, il est épuré au rythme d'une unité par heure : c'est-à-dire qu'en buvant cinq vodkas et deux verres de vin, vous êtes sous l'emprise de l'alcool pendant au moins sept heures. L'alcool a également de dangereuses conséquences pour les femmes : premièrement, une femme possède moins d'enzymes du foie qu'un homme – ce qui signifie qu'à poids égal, elle s'enivre plus vite – ; deuxièmement, pour des raisons génétiques, le corps féminin a 10 % de graisse en plus et moins d'eau que celui d'un homme ce qui explique pourquoi nous tenons moins bien l'alcool.

Voici les conséquences de trois verres d'alcool bus dans une soirée :

- Vous réduisez vos chances d'avoir un orgasme convenable. La boisson tue le désir et diminue l'intensité des sensations physiques.
- Vous prenez de la graisse. Trois grands verres de vin ajoutés à des chips/une pizza/un sandwich turc ingurgités en sortant d'une boîte de nuit vous font prendre 250 g de masse grasse. Car votre organisme brûle les

calories vides – celles de l'alcool – et stocke le reste sous forme de graisse.

- Vous encrassez vos artères. L'alcool augmente le niveau de graisses dans le sang, appelées « les triglycérides ».
- Vos os se fragilisent. L'alcool ralentit le renouvellement des cellules.
- Vous risquez d'avoir des troubles de la vision. L'alcool paralyse les muscles des yeux, vous voyez trouble et vous perdez l'appréciation des distances. L'alcool perturbe également la coordination des mouvements : attention à la chute.
- Vous vous exposez à des problèmes gastriques. L'alcool brûle et ulcère l'appareil digestif.
- Vous pouvez endommager vos ovules – ce qui rendra toute conception difficile.
- Vous vous exposez à un risque accru de maladies cardiovasculaires.

BON À SAVOIR

Pour une femme, la limite d'alcool à ne pas dépasser est de 14 unités par semaine. Les unités sont calculées en fonction des doses servies dans les bars et les restaurants. Chez vous, vous risquez de dépasser les doses calculées selon cette référence.

Sachez où sont vos limites

« La gueule de bois est un signe d'empoisonnement. »

Pour une femme, la limite d'alcool à ne pas dépasser est de 14 unités par semaine. Mais n'oubliez pas que c'est une dose standard, et peut-être avez-vous besoin de doses plus faibles. Si vous êtes petite et menue, l'alcool vous enivre plus vite qu'une personne corpulente. Gardez à l'esprit qu'une unité équivaut à un demi de bière, à un petit verre de vin ou à une dose standard de liqueur.

DOUZE CONSEILS POUR RÉDUIRE LES EFFETS DE L'ALCOOL

1. Mangez avant de boire. Vous boirez moins.
2. Ne commandez pas de double dose.
3. Ne buvez pas plus d'un verre par heure.
4. Prenez une boisson non alcoolisée entre deux verres d'alcool.
5. Diluez vos boissons.
6. Surveillez les doses.
7. Évitez les cocktails car ils peuvent représenter jusqu'à 3 unités par verre. De plus, vous risquez de vous enivrer plus facilement en buvant à la paille, car vous avalerez plus d'alcool qu'avec une simple gorgée.
8. Vérifiez la teneur en alcool de la bière. Une bière forte équivaut à 2 unités.
9. Méfiez-vous des canettes alcoolisées. Une canette de limonade alcoolisée, c'est 1 unité d'alcool.
10. N'oubliez pas que les digestifs comptent comme des unités.
11. Sachez que les boissons gazeuses comme le champagne enivrent plus vite, car les bulles font pénétrer l'alcool plus rapidement dans le sang.
12. Buvez doucement. Votre corps aura ainsi le temps de métaboliser l'alcool.

Alcool et idées fausses

Idée fausse : on n'a pas la gueule de bois quand on boit raisonnablement.

Si vous pouvez boire sans vous enivrer, cela ne prouve pas que vous teniez l'alcool mieux que les autres, cela signifie simplement que vous avez l'habitude de boire beaucoup. Ce qui, admettez-le, n'est pas bon signe.

Idée fausse : boire ne fait pas grossir.

Si, pour maigrir, vous choisissez de boire au lieu de manger, vous perdez votre temps. Avec trois demis de bière, vous consommez 600 calories, soit l'équivalent d'un repas complet. Sans compter que cela ne vous apporte aucun nutriment, mais juste des calories vides.

Idée fausse : tout va bien quand on ne boit qu'en fin de semaine.

Il a été prouvé que boire de manière occasionnelle est aussi mauvais que de boire de manière régulière. Les buveurs du week-end ingurgitent plus d'alcool en un soir que la plupart des gens en une semaine. Résultat : davantage de dégâts pour le foie, davantage d'intoxications alcooliques.

Idée fausse : l'alcool, c'est bon pour la santé.

Deux verres de vin rouge par jour, c'est bénéfique pour le cœur et ça augmente le « bon » cholestérol – le cholestérol HDL. Mais ces effets s'arrêtent après le second verre. Pour vous en convaincre, lisez donc l'encadré.

LES MÉFAITS DE VOS QUATRE BOISSONS PRÉFÉRÉES

Le vin rouge : si le vin rouge contient du potassium, du fer et des antioxydants, ce n'est pas une raison pour en boire plus de deux verres par jour.

La bière : si la bière contient des antioxydants, du magnésium et de la vitamine B9 (ou acide folique), elle apporte 200 calories environ par demi – ce qui n'est pas très bon pour le tour de taille.

Le gin tonic : il contient peu ou pas de composés chimiques car c'est de l'alcool pur, mais il est dépourvu de nutriments et de vitamines.

Le whisky : cet alcool apporte autant de calories qu'un gâteau au chocolat.

Idée fausse : pourquoi vous faire du souci, après tout vous n'êtes pas alcoolique ?

Être un buveur à problème et avoir un problème avec l'alcool sont deux choses différentes. Si vous vous levez plus d'une fois par semaine avec la bouche pâteuse, si vous vomissez régulièrement pour récupérer de la nuit d'avant et si, en général, l'alcool vous déprime : vous avez un problème avec la boisson et il est urgent d'y mettre bon ordre.

Idée fausse : tout va bien si on ne fait pas de mélange.

Si le mélange du vin et de la bière donne de terribles maux de tête, rien ne prouve en revanche que les autres mélanges enivrent davantage. Ils donnent la gueule de bois pour la simple et bonne raison que l'on boit plus.

Halte aux nausées et à la bouche pâteuse

Nous sommes toutes passées par là : quand la pièce tourne autour de soi, quand le mal de tête est lancinant, quand la nausée s'incruste, quand la bouche est pâteuse, ça s'appelle « une gueule de bois ». Et si vous en êtes là, cela est dû à la soirée précédente ; votre organisme est encore imprégné d'alcool et de substances chimiques. Vous avez envie de vomir car votre taux de sucre ne sait plus où il en est ; vous avez des douleurs d'estomac à cause de l'acidité de l'alcool. Quant à votre mal de tête, il a deux raisons : vous êtes déshydratée car l'alcool est diurétique, vous avez donc uriné toute la nuit ; les boissons alcoolisées comme le vin rouge et le whisky enflamment les centres de la douleur – ce qui explique l'élancement très douloureux que vous ressentez derrière les yeux. Vous vous sentez faible et affamée ? C'est parce que votre organisme a produit de fortes doses d'insuline pour répondre à la forte teneur en sucre de l'alcool. Vous vous sentez fatiguée ? C'est parce que l'alcool perturbe le sommeil paradoxal. Autrement dit, c'est comme si vous n'aviez pas dormi du tout.

Rassurez-vous, vous allez éviter tout cela en suivant les conseils ci-dessous :

1. Ne buvez pas l'estomac vide

Un estomac plein retarde l'absorption de l'alcool. Il faut manger des aliments faciles à digérer : une tranche de pain, un sandwich, des pâtes ou un yaourt protègent les parois de l'estomac. Évitez les aliments raffinés (pain blanc, gâteaux...) ou trop sucrés qui élèvent la glycémie.

2. Prenez des vitamines

Les antioxydants réparent les dégâts causés par l'alcool et protègent le foie. Ils arrêtent également la destruction des neurones causée par les excès du samedi soir. On trouve des antioxydants dans les légumes verts et les fruits. Faites-vous un véritable devoir de prendre des vitamines A, C et E les jours qui précèdent une soirée, car vous aurez besoin d'une bonne dose de vitamines pour venir à bout de l'alcool que vous allez ingurgiter.

3. Buvez beaucoup d'eau

Avant d'aller vous coucher, buvez un litre d'eau afin d'éviter la déshydratation. Ainsi, vous éliminerez l'acide acétique qui est produit par le foie quand on consomme de l'alcool ; l'acide acétique est la toxine responsable de la déshydratation et du terrible mal de tête. Le lendemain matin, buvez également de l'eau et des jus de fruits afin d'équilibrer votre glycémie et de vous réhydrater.

4. Mangez convenablement le lendemain matin

Ne mangez pas d'aliments gras qui ne feraient qu'aggraver votre état. Stabilisez votre taux de sucre dans le sang en mangeant par petites quantités. Pensez aux jus de fruits, aux tartines de pain avec du miel et aux céréales.

5. Prenez des remèdes

Pour venir à bout de votre mal de tête, prenez des antalgiques au moment des repas – en dehors des repas, ils irritent l'estomac –, mais évitez d'en prendre avant de vous coucher car le taux d'alcool dans le sang est encore trop élevé. Pensez également à prendre des comprimés à base de plantes avant de dormir et au réveil : le chardon et l'artichaut protègent le foie des dommages causés par l'alcool et, en accélérant l'absorption de l'alcool par l'organisme, atténuent les gueules de bois.

6. Gobez un œuf

Gober un œuf est censé vous aider car la cystéine contenue dans l'œuf – un acide aminé constituant des protéines – aide l'organisme à métaboliser l'alcool.

7. Sirotez une boisson gazeuse

Les boissons gazeuses sont bonnes pour l'estomac. Évitez les sodas non *light*, car leur teneur en sucre ferait exploser votre glycémie.

8. Soyez honnête avec vous-même

Vous ne pouvez pas vous amuser sans boire ? En êtes-vous sûre ? Ou avez-vous oublié ce que c'était de s'amuser sans boire un verre, deux verres, dix verres ? Souvenez-vous aussi que le meilleur moyen de « s'amuser » le lendemain, c'est, la veille, de ne pas dépasser les bornes. Si vous buvez pour des raisons prétendument sociales, soyez honnête avec vous-même : vos amis remarqueraient-ils vraiment qu'il n'y a pas de gin dans votre cocktail ? cela ferait un drame si vous remplaciez le vin par un jus de fruits ?

9. Donnez-vous un peu de temps pour récupérer

Le meilleur remède au monde, c'est de vous reposer et d'éviter l'alcool pendant quelque temps. Ainsi, vous aurez une chance de vous débarrasser de cet excès d'alcool dont votre corps est imbibé.

En revanche, ces deux idées-là ne vous feront aucun bien :

1. Se resservir un verre

C'est absolument inutile. Si cela vous soulage à court terme, le résultat est des plus éphémères.

2. Boire du café noir

Un bon café peut vous réveiller, mais il ne vous aidera pas à vous débarrasser de l'alcool ingurgité. Par son effet diurétique, le café ne fait que vous déshydrater davantage, il augmente le mal de tête et irrite les parois de l'estomac. Mieux vaut boire de l'eau ou un jus de fruits.

Quand votre santé part en fumée

Nous savons toutes que le tabac est extrêmement nocif pour l'organisme, qu'il tue et que les maladies liées au tabac sont en augmentation. Vous savez tout cela. Savez-vous également qu'il fait vieillir prématurément, qu'il donne mauvaise haleine, qu'il accélère la venue des rides, qu'il déshydrate la peau et rend les règles douloureuses ? Tout cela grâce aux quatre mille agents chimiques contenus dans une seule cigarette.

Chaque cigarette contient :

- du monoxyde de carbone, ce même gaz qui sort du pot d'échappement d'une voiture ;

- de la nicotine, un poison très violent et redoutable ;
- de l'ammoniaque, la même que vous utilisez pour laver le carrelage de la cuisine (mais à des doses différentes...) ;
- du butane, c'est-à-dire le même gaz que celui contenu dans un briquet ;
- des goudrons, cette charmante substance noire dont 70 % se déposent dans vos poumons.

Voici quelques-uns des mauvais tours que vous joue le tabac :

Il rend votre vie sexuelle plus difficile

« 10 % des fumeuses n'ont pas d'orgasme du tout. »

Croyez-le ou non : le tabac peut avoir des effets dévastateurs sur votre capacité à ressentir du plaisir. Les fumeuses se plaignent plus souvent que les non-fumeuses de sécheresse vaginale et de rapports douloureux. En effet, fumer diminue le flot sanguin, donc le désir et la lubrification – nécessaire pour avoir des rapports non douloureux. Si votre compagnon fume, il endommage ses artères, y compris celles qui transportent le sang indispensable à l'érection : il aura donc éventuellement quelques problèmes d'érection.

Il réduit l'intensité de vos orgasmes

Le tabac diminue le plaisir sexuel en limitant la sensibilité du clitoris : 10 % des fumeuses n'ont pas d'orgasme du tout et 13 % ont des orgasmes réduits.

Il complique le choix d'une contraception

Il est recommandé aux fumeuses de ne pas utiliser de pilule contraceptive, ou éventuellement une pilule très faiblement dosée. Car les hormones de la pilule ne font pas bon ménage avec les agents chimiques de la cigarette ; les fumeuses qui prennent la pilule présentent ainsi un risque de maladies cardiovasculaires trente fois supérieur aux non-fumeuses.

Il ruine vos chances d'avoir un bébé

Même si deux femmes sur trois arrêtent de fumer dès le début de leur grossesse, il se pourrait que vous ne parveniez même pas à ce stade-là. Il a en effet été prouvé que la cigarette réduit la fertilité de 50 %. Les couples qui fument ont des taux élevés de cadmium dans le sang, un métal lourd qui empêche le zinc – indispensable à la fertilité – d'être absorbé par l'organisme.

Il ride votre peau

La jeunesse et la beauté de votre peau dépendent du bon fonctionnement du réseau sanguin sous-cutané. Hélas ! la nicotine contracte les vaisseaux sanguins, privant ainsi la peau d'un élément vital : l'oxygène.

Il vous donne mauvaise haleine

Fumer assèche les membranes de la bouche qui produisent la salive. Or, sans salive pour tuer les bactéries, c'est la mauvaise haleine assurée. Même en suçant des pastilles à la menthe, les fumeuses ont mauvaise haleine, car chaque bouffée de cigarette inhalée contient des substances qui macèrent dans la bouche – ce qui conduit aux mauvaises odeurs.

Il brise votre sourire radieux

Diverses études montrent que fumer abîme les gencives. Vous pouvez avoir une gingivite, c'est-à-dire une inflammation des gencives, car fumer érode les mécanismes de défense de la bouche.

Il vous offre une bronchite chronique

La bronchite chronique, ce n'est pas seulement la toux du fumeur, c'est également une restriction des bronches et la destruction des alvéoles pulmonaires. En attendant, le mal est fait : en France, 25 000 personnes environ meurent chaque année de bronchite chronique obstructive. Quand cela devient plus sérieux encore, cela devient une broncho-pneumopathie chronique obstructive : en 2020, elle sera la 3e cause de mortalité par maladie en France. Elle tue aujourd'hui quelque 15 000 personnes.

Il rend votre respiration sifflante

L'emphysème est une maladie dégénérative qui détruit peu à peu les alvéoles – les sacs d'air des poumons – et provoque une respiration sifflante. L'emphysème est responsable d'un décès sur cinq lié au tabac.

Il vous fait abominablement ronfler

Le tabac irrite les membranes du nez et de la gorge – d'où une sécrétion supplémentaire de mucus. Et parce que le tabac provoque également le gonflement des tissus nasaux, vous risquez fort de ronfler à grand bruit.

Il augmente vos risques de cancer

« Le tabac est responsable de 30 % des décès par cancer. »

Vu sous un autre angle, cela signifie que vous avez vingt-cinq fois plus de chances d'avoir un cancer du poumon si vous fumez plus de dix cigarettes par jour. En effet, la cigarette est carcinogène, elle augmente le risque de cancer partout où elle passe : dans la bouche, la gorge, les poumons et jusqu'aux lèvres ! Environ 60 000 morts par an sont liées, de manière directe ou indirecte, au tabac ; une personne qui fume vit en moyenne huit ans de moins.

Il vous expose à l'infarctus

Fumer plus de vingt cigarettes par jour multiplie le risque d'infarctus par 6. Les substances chimiques du tabac rétrécissent les artères, provoquent des douleurs dans la poitrine et endommagent les coronaires – les deux artères qui, partant de l'aorte, irriguent le cœur. Les principaux responsables des maladies cardiaques sont le monoxyde de carbone et la nicotine, des constituants de la cigarette.

Tabac et idées fausses

Idée fausse : le tabac aide à contrôler son poids.

Plusieurs études montrent que les fumeuses pèsent 500 g de moins seulement que les non-fumeuses. Quant à l'idée qu'arrêter de fumer fait grossir, si l'on en croit les statistiques, 6 % de celles qui arrêtent la cigarette prennent du poids.

Idée fausse : vous n'êtes pas dépendante, vous vous arrêtez quand vous voulez...

Non, bien sûr que non ! Vous arrêtez quand vous voulez, n'est-ce pas ? Vous fumez simplement parce que vous en avez envie ? Et vous n'en mourez pas d'envie avec la pause café/le verre de vin au restaurant/après le dîner/ au réveil/après l'amour ? Si c'est comme ça, pas de problème !

Idée fausse : c'est légal, donc ça ne peut pas être nocif.

Faux, archi-faux. Le tabac est extrêmement nocif : il est inscrit « Nuit gravement à la santé » sur chaque paquet de cigarettes ; ce message sera d'ailleurs bientôt remplacé par « Le tabac tue ». Le tabac est légal pour de tout autres raisons, la principale étant les taxes perçues par l'État sur le tabac – une hausse de 17,7 % a été votée en 2003.

Idée fausse : ça détend.

D'une part le tabac possède un léger effet narcotique qui a tendance à endormir, d'autre part c'est un puissant stimulant. Quand on est stressée, fumer élève la glycémie et augmente la production d'adrénaline. Le résultat ne se fait pas attendre : on est encore plus stressée, plus angoissée et tendue.

Idée fausse : les cigarettes *light* sont moins nocives.

Non, non et non. Toutes les études montrent que fumer des cigarettes *light* ne réduit aucun des risques liés au tabac. D'ailleurs, conformément à une directive européenne, la mention trompeuse « Light » ou « Légère » sera bientôt supprimée des paquets de cigarettes.

Idée fausse : vous connaissez quelqu'un qui a fumé toute sa vie et qui n'a jamais eu aucun problème... Donc le tabac n'est pas mauvais pour la santé.

Et je connais aussi quelqu'un qui a traversé une autoroute sans se faire écraser... En réalité, le tabac est la principale cause des cancers qui pourraient être évités.

ARRÊTEZ DE FUMER ET VOICI CE QUE VOUS GAGNEREZ EN :

- **20 minutes : votre tension artérielle baisse.**
- **8 heures : votre taux de monoxyde de carbone redevient normal.**
- **2 jours : votre risque d'infarctus diminue ; vous retrouvez votre odorat.**
- **3 jours : vos bronches commencent à se dilater.**
- **2 semaines : votre circulation sanguine s'améliore.**
- **1 mois : l'inflammation de vos sinus diminue ; vous vous sentez moins fatiguée.**
- **2 mois : votre capacité pulmonaire augmente.**
- **6 mois : vous récupérez votre énergie.**
- **1 an : vos rides prématurées disparaissent ; vos risques de maladies cardiovasculaires diminuent de 50 %.**
- **3 à 5 ans : vos risques de cancer du poumon redeviennent normaux.**
- **10 ans : votre santé et les risques de maladies liées au tabac sont les mêmes que pour un non-fumeur.**

Huit bonnes raisons pour vous arrêter de fumer :

- vous dépenserez beaucoup moins d'argent ;
- vous vous sentirez plus en forme ;
- vous ne trépasserez pas en montant un escalier ;
- vous sentirez bon ;

- vous aurez une haleine fraîche ;
- des tas de gens auront envie de vous embrasser ;
- votre famille arrêtera de rouspéter ;
- et vous ne mourrez pas prématurément.

Et voici dix façons de vous arrêter :

- Décidez d'une date. Avant cette échéance, planifiez votre arrêt. Pensez bien à la manière dont vous allez faire face aux tentations et faites la liste de vos points faibles. Concentrez tous vos efforts sur votre victoire sur le tabac heure par heure, jour après jour, et, surtout, ne vous dites jamais que vous devrez tenir le coup pour le restant de vos jours : cela vous découragerait.
- Prenez conseil auprès de votre médecin. Si vous pouvez le faire, arrêtez de fumer sans l'aide d'un patch à la nicotine ou de médicaments. Votre médecin peut également vous conseiller des solutions alternatives telles que l'hypnose et l'acupuncture.
- Motivez-vous. Offrez-vous quelque chose pour chaque jour sans tabac et faites-vous un beau cadeau au bout de six mois.
- Soyez convaincue que vous allez y arriver. Parce que vous le pouvez. Chaque jour passé sans tabac fait d'une fumeuse une non-fumeuse.
- Accrochez-vous. Ne renoncez pas à cause d'un petit dérapage. Bon, vous avez fumé une cigarette après avoir arrêté, et alors ? N'en faites pas une excuse pour recommencer à fumer.
- Ne vous laissez pas envahir par le stress. Le stress lié à l'arrêt du tabac fait partie, comme pour toute drogue, du processus normal de manque. En revanche, ce n'est pas une raison pour recommencer à fumer.

- Prenez conscience de ce qui se passe dans votre corps. Le taux de nicotine dans le sang chutant toutes les deux heures, cela pousse à prendre une autre cigarette. Soyez donc prête à affronter cette éventualité. Les symptômes de manque ne durent que trois à quatre semaines ; après cette période, vous ne vous sentirez plus aussi stressée, énervée. On maîtrise mieux ses envies, quelles qu'elles soient, en étant consciente qu'elles peuvent réapparaître en cas de stress.
- Buvez beaucoup d'eau. Vous éliminerez les toxines qui polluent votre organisme.
- Évitez les situations qui vous rappellent vos mauvaises habitudes. Ainsi, vous éloignerez la tentation en attendant de voir disparaître les symptômes de manque.
- Si vous échouez, renouvelez la tentative. En moyenne, on essaie trois fois avant de tenir le bon bout.

BON À SAVOIR

Motivez-vous. Offrez-vous quelque chose pour chaque jour sans tabac et faites-vous un beau cadeau au bout de six mois.

Si vraiment vous n'y arrivez pas toute seule, alors essayez l'une des trois solutions suivantes :

1. Les patchs à la nicotine

Ce n'est pas la nicotine contenue dans les cigarettes qui abîme les poumons, ce sont les agents chimiques nocifs contenus dans le tabac. En revanche, c'est bien la nicotine qui provoque une toxicomanie. Si vous voulez arrêter de fumer, les patchs constituent donc une bonne solution car ils vous procurent, sans fumer, la nicotine dont vous avez besoin. Il faut les poser pendant trois mois en utilisant des patchs de moins en moins forts. Bonne nouvelle : ça marche ! Il faut simplement bien penser à utiliser des patchs de moins en moins dosés afin d'éviter toute dépendance.

2. Les inhalateurs de nicotine

En matière plastique et en forme de cigarette, ils contiennent une capsule de nicotine ; dès que vous tirez une bouffée, ils en délivrent une dose. Bonne nouvelle : ça marche ! Il faut simplement se désintoxiquer peu à peu de ces inhalateurs et les utiliser de moins en moins souvent.

3. Les thérapies alternatives

Bien que leur efficacité n'ait pas été prouvée, l'acupuncture et l'hypnose sont deux techniques fréquemment utilisées par celles qui veulent arrêter de fumer. Tandis que l'hypnose agit sur l'inconscient, l'acupuncture stimule certaines zones du cerveau pour faciliter l'arrêt du tabac.

Ne vous noyez pas dans le café

Tantôt on vous dit que le café est bon pour la santé, tantôt on soutient que c'est un terrible breuvage. Tout est affaire de mesure. Consommé à fortes doses :

- il crée une dépendance ;
- il provoque un syndrome de manque ;
- il perturbe le sommeil ;
- il abaisse le seuil de fertilité ;
- il rend nerveux ;
- il induit des troubles de l'humeur ;

- il donne la nausée ;
- il dérange l'estomac ;
- il provoque des maux de tête ;
- il irrite les intestins ;
- il aggrave les symptômes liés au décalage horaire.

La caféine est le stimulant le plus répandu. On la trouve dans le café, le thé, le chocolat, certains sodas et dans toutes sortes de boissons gazeuses. Son succès vient du fait qu'elle stimule à la fois le physique et le mental : avec une bonne dose de caféine, la plus paresseuse des paresseuses arrive à garder les yeux ouverts... Mais il faut savoir une chose : non seulement la surconsommation de caféine accroît la fatigue et l'angoisse mais, en grande quantité, elle provoque des troubles tels que la nervosité, les palpitations et l'insomnie.

Consommer trop de café tous les jours expose à des maux de tête, à des nausées, à de la diarrhée, à une tension artérielle élevée et à un syndrome prémenstruel douloureux. En effet, la caféine produit sur l'organisme une réaction chimique comparable à celle qu'induit le stress : un syndrome dénommé « combattre ou fuir » – le *fight or flight* des Anglo-Saxons (voir chapitre 6). Il est donc recommandé de ne pas dépasser 300 mg de caféine par jour, sachant qu'une tasse normale en contient 150 mg. Avec une tasse de café au petit-déjeuner, une autre à 11 heures et une après le déjeuner, vous arrivez déjà à 450 mg de caféine. Et à condition de vous en tenir à des tasses moyennes.

Comment venir à bout de la caféine

- Diminuez peu à peu votre consommation. Vous éviterez ainsi le syndrome de manque. La caféine est un stimulant puissant : en arrêtant d'un seul coup, vous risquez d'être en manque. Procédez étape par étape : par exemple, le premier jour, ne vous accordez pas de café après 14 heures ; le jour suivant, prenez-en uniquement le matin, en faisant aussi attention à la dimension des tasses.
- Buvez du décaféiné. Il a le même goût. S'il ne donne pas le même coup de fouet qu'un café normal, au moins vous limiterez votre consommation de caféine.
- Ne remplacez pas une boisson caféinée par une autre. Buvez plutôt de l'eau : cela aide à éliminer et cela réhydrate votre organisme ; vous en avez besoin, car le café est diurétique.
- Prenez conscience de ce que la caféine vous fait subir. Le café contient de la méthylxanthine, un composé chimique qui perturbe la fonction hormonale et l'organisme en général.
- Et si vous avez de bonnes raisons de boire beaucoup de café, compensez en entamant une cure de multivitamines et de minéraux, car la caféine empêche la bonne absorption du calcium, du magnésium, du zinc et du fer.

Abandonnez les drogues

Dites non à toutes les drogues, tout simplement. Soyez lucide : drogue et santé ne vont pas ensemble. Pour vous en convaincre, lisez donc ce qui suit :

1. L'ecstasy

C'est un stimulant et un hallucinogène qui se présente sous la forme de comprimés. L'ecstasy est un mélange d'amphétamines, d'hallucinogène et d'anesthésique. Attention : il fait l'objet de nombreux mélanges, et on y trouve même du talc ! L'ecstasy provoque une augmentation de l'énergie, de la tension artérielle et de la température corporelle. Or, ces effets sont nocifs pour la santé : le système nerveux est tellement stimulé qu'on peut facilement dépasser les limites de l'épuisement sans même en avoir conscience ; on peut même en arriver à oublier de boire et par conséquent à être gravement déshydraté. Les effets secondaires de l'ecstasy incluent également la dépression, l'épuisement et les attaques de panique.

2. Le cannabis

À l'instar de nombreuses autres drogues, le cannabis (ou chanvre, ou marijuana, ou herbe, ou haschisch) a été utilisé pendant des siècles pour ses propriétés médicinales ; cela ne signifie pas pour autant qu'il est bon pour la santé. Si le cannabis est relaxant et apaisant, mélangé à du tabac – comme c'est de coutume –, il contient plus de saletés qu'une simple cigarette. En consommant du cannabis tous les jours, vous risquez d'être en permanence dans un état second et de ne plus parvenir à vous concentrer ; vous risquez d'avoir des trous de mémoire et, sans votre joint, de ne plus pouvoir tenir debout.

3. La cocaïne

L'effet de la cocaïne dure 30 minutes seulement ; il faut en augmenter les doses pour obtenir toujours le même effet. Absorbée par les membranes nasales, la cocaïne passe dans le sang – ce qui procure un pic d'énergie instantané. Mais elle favorise également les réactions paranoïaques, l'angoisse et l'agressivité, sans oublier que son usage fréquent rend insomniaque, dépressif et provoque la destruction des membranes nasales.

4. Les amphétamines

Les amphétamines sont un excitant très puissant. Cette drogue procure une énergie phénoménale, qui empêche de ressentir la fatigue et qui rend fou. On se sent au meilleur de sa forme pendant des heures, puis on est incapable de redescendre et de se reposer ; le bilan est de la dépression, de l'épuisement et de la déshydratation. Si vous prenez des amphétamines, vous ne manquerez pas de connaître de l'angoisse, des problèmes de peau ainsi que la défaillance de votre système immunitaire.

Venez à bout de la drogue

- Vous êtes angoissée, vous avez des attaques de panique, vous souffrez d'insomnie, vous êtes dépressive : voilà autant de signes qui doivent vous faire réagir.
- Demandez-vous pourquoi vous vous droguez : ce que cela vous apporte, ce que cela vous retire. Ce bilan vous aidera à vous arrêter.
- Demandez de l'aide. Votre médecin généraliste peut vous soutenir ainsi que les associations antidrogue.

VINGT-CINQ FAÇONS DE VOUS DÉBARRASSER DE VOS MAUVAISES HABITUDES

1. Soyez moins indulgente avec vous-même

Il ne dépend que de vous de conserver votre jeunesse ou bien de vieillir prématurément. La différence est souvent minime : tandis que deux verres de vin rouge par jour allongent l'espérance de vie, trois verres ou plus font vieillir et provoquent de nombreux décès. Il en est de même pour le tabac et les drogues.

2. Buvez plus d'eau

Boire de l'eau aide votre corps à éliminer les toxines et à rester à peu près en bonne santé. Souvenez-vous : pour chaque demi de bière que vous buvez, votre corps perd 1,5 L de liquide.

3. Dormez davantage

Presque tout le monde a besoin de 8 heures de sommeil par nuit. Si vous dormez une heure de moins pendant sept jours d'affilée, à la fin de la semaine, c'est une nuit entière de sommeil que vous aurez perdue.

4. Modifiez votre comportement

Vous n'êtes née ni fumeuse, ni buveuse, ni fêtarde. Si vous voulez arrêter, vous le pouvez. Tout ce que cela vous demande, c'est un petit changement de comportement.

5. Faites preuve d'un peu de bon sens

Après dîner, un café serré vous empêchera de dormir, c'est sûr. Fumer dix cigarettes toutes les deux heures provoquera une toux sèche et opiniâtre, c'est certain. Boire plus que de raison vous donnera, le lendemain, l'impression que vous allez vraiment mourir, c'est plus que certain. Exercez votre bon sens : pensez aux conséquences de vos actes.

6. Demandez-vous quelle quantité est bonne pour vous

Vous n'allez pas passer votre temps à calculer les unités d'alcool que vous consommez, alors arrêtez tout simplement de boire quand vous avez l'impression que cela suffit. Les signes avant-coureurs de l'enivrement sont les vertiges, le manque de concentration, la sensation que le monde tourne autour de vous et que vous allez perdre l'équilibre.

7. Pensez à ce que vous êtes en train de faire

Le problème que posent les habitudes, c'est que l'on réfléchit toujours après coup. Cela vous semble évident ? Mais si vous vous demandez sans arrêt pourquoi vous êtes fatiguée, c'est aussi le moment de vous demander ce que vous faites subir à votre organisme toutes les nuits.

8. Vous n'avez pas besoin de renoncer à tout

Selon plusieurs études, les gens qui boivent 1 ou 2 unités d'alcool par soir ont 30 % de risques de maladies cardiovasculaires en moins que ceux qui ne boivent jamais d'alcool. Vous voyez, vous n'avez pas à renoncer à tout.

9. Faites-le pour votre bébé

Vous savez déjà que fumer perturbe la fertilité. Mais c'est aussi très mauvais, lors de votre grossesse, pour votre bébé.

10. Pensez à votre vie sexuelle

Les statistiques montrent que les fumeurs et ceux qui boivent trop n'aiment pas beaucoup les câlins. Il semble que les fumeuses donnent et reçoivent moitié moins de baisers et de câlins que les non-fumeuses.

11. Pensez à vos relations amoureuses

Ceux et celles qui boivent ont beaucoup plus de chances de divorcer, sans doute à cause des disputes bien arrosées et des lendemains irascibles.

12. Buvez du vin rouge

Le corps médical recommande deux verres de vin rouge par jour pour protéger ses artères. En effet, le vin rouge contient des ingrédients magiques, les polyphénols, qui préviennent l'obstruction des artères liée aux maladies cardiovasculaires.

13. Vos mauvaises habitudes risquent de vous tuer

Je ne parle pas d'un avenir lointain mais de maintenant. Chaque année, quelque 4 000 personnes meurent d'intoxication et de maladies de foie liées à la consommation d'alcool.

14. Ne paniquez pas

Il est prouvé que vous risquez d'avoir une attaque de panique pendant les 6 à 12 heures où vous êtes sous l'emprise de l'alcool. Le risque augmente avec la fatigue.

15. Réfléchissez avant de faire la fête

Votre ivresse de fin de semaine détruit des milliers de neurones. Vous pouvez l'éviter en prenant des antioxydants tels que la vitamine E.

16. Faites attention à vos reins

L'alcool, les boissons gazeuses, la caféine et le jus de citron irritent la vessie. Accordez à vos reins un repos bien mérité en buvant de l'eau.

17. Après avoir fait la fête, marchez

C'est peut-être la dernière chose qui vous vient à l'esprit, mais un peu d'exercice le lendemain d'une soirée fournit à votre organisme les moyens d'éliminer les toxines qui polluent le sang.

18. Désintoxiquez-vous

Si vous menez une vie de patachon, si vous fumez, si vous buvez, si vous mangez trop de cochonneries, essayez un week-end de désintoxication. Le principe est simple : évitez les graisses et consommez uniquement des fruits et des légumes crus.

19. Mangez plus de fruits

Consommez des fruits, surtout après un week-end très chargé : des pommes pour nettoyer vos intestins, du raisin pour faciliter votre digestion, de l'ananas et des bananes pour restaurer votre taux de sucre et vous dépurer.

20. Ne buvez pas l'estomac vide

Manger ne vous empêchera pas de vous enivrer, mais cela ralentira le processus – l'ébriété viendra moins vite.

21. Méfiez-vous des boissons gazeuses alcoolisées

Les boissons gazeuses ou les sodas qui contiennent de l'alcool enivrent plus vite. Rappelez-vous que certains sodas contiennent presque autant de caféine qu'une tasse de café. Bon à savoir : les sodas *light* contiennent plus de caféine que les sodas classiques, c'est pour cette raison qu'ils donnent un coup de fouet.

22. Soyez charitable avec votre cerveau

Vous ne parvenez pas à vous souvenir de ce que vous avez à faire ? Selon les chercheurs de l'université d'Iowa, cela n'est pas dû à un manque de concentration mais à un excès de caféine et d'alcool. Plusieurs études prouvent qu'en 30 minutes, un express ou un cappuccino diminuent la circulation sanguine du cerveau de 10 à 20 %. C'est pourquoi vous tremblotez et vous transpirez après avoir bu trop de café.

23. Tenez compte de l'aspect financier de la chose

Calculez combien vous allez économiser en arrêtant de fumer ; pensez à combien coûte votre paquet de cigarettes quotidien ; pensez à tout ce que vous allez faire avec cet argent. Et pensez à ce que cela représente pendant toute une vie !

24. Ne vous faites pas d'illusions sur la capacité à fumer moins

Plus vous fumez, plus grands sont les risques. Une ou deux cigarettes par jour, c'est plus que suffisant pour avoir un cancer du poumon – le risque de cancer lié au tabac augmente de 70 % les quinze premières années. De plus, le simple fait d'être dans un environnement « fumeurs » est mauvais pour la santé : le tabagisme passif provoque des maladies graves et des décès, notamment chez les enfants.

25. Et rejoignez le club des non-fumeurs

Plus de 80 % des gens qui s'arrêtent de fumer le font pour raison de santé. Dans le monde entier, quelque 10 millions de personnes ont arrêté de fumer l'année dernière !

chapitre 4

Comment vous préoccuper de votre vie sexuelle sans trop de soucis

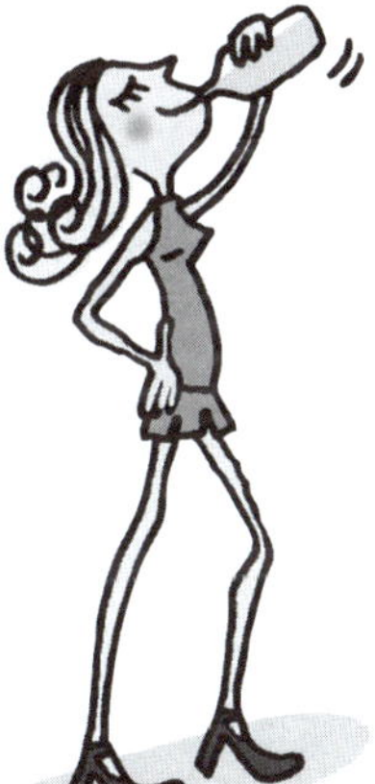

Vous arrive-t-il de vous interroger sur votre vie sexuelle ?

Ou avez-vous tout bonnement oublié que cela existe ? C'est un sujet tabou ? Vous faites l'autruche ? Si c'est le cas, permettez-moi de vous faire remarquer qu'en matière de sexualité vous n'avez pas intérêt à jouer les paresseuses. Vous pouvez mal manger, trop boire et ne pas dormir, mais en négligeant les choses de l'amour, vous allez tout droit à votre perte. Ce chapitre est donc un rappel à l'ordre : que celles qui oublient d'aller rendre visite à leur gynécologue, qui ont des rapports non protégés et qui négligent certains symptômes peu sympathiques prennent des notes. Elles auront tout à y gagner.

Facile à gérer

Même si vous êtes bien trop paresseuse pour aller voir votre médecin, votre vie sexuelle n'en reste pas moins le domaine « santé » le plus facile à gérer. D'ailleurs, entre nous, vous n'avez pas grand-chose à gérer, excepté : penser à utiliser des préservatifs et ne pas oublier le rendez-vous pris chez le médecin ou au dispensaire – il en existe un, à coup sûr, près de chez vous. Et si d'aventure vous aviez un problème sérieux, aller au service « gynécologie » – où la confidentialité est toujours respectée – vous tirera vite d'affaire. Tout cela pour dire que vous n'avez aucune excuse pour ne pas être à 100 % de votre forme sexuelle.

Pourquoi le sexe est bon pour la santé

De tout temps, la médecine chinoise a considéré l'énergie sexuelle comme la base fondamentale de l'harmonie psychique et affective. Menée à l'Institute of Human Sexuality, une étude a montré que le risque de décès prématuré est diminué de moitié chez les personnes qui mènent une vie sexuelle active – comparées à celles qui font l'amour moins d'une fois par mois. La raison est simple : avoir des rapports sexuels donne de l'énergie et, dans l'organisme, libère les hormones du bien-être.

Comment perdre du poids, éviter les maladies, être en parfaite santé et vaincre le stress ? La réponse est dans la réussite de votre vie sexuelle.

Il tonifie votre cœur

Faire l'amour augmente le rythme cardiaque, qui peut aller jusqu'à 120 pulsations par minute : ce sont les mêmes bénéfices qu'une marche rapide ou qu'un jogging, c'est bon pour les artères, cela diminue le risque de diabète et cela augmente l'espérance de vie. De quoi vous plaignez-vous ? Avoir des rapports sexuels à ce rythme-là pendant 20 minutes au moins, trois fois par semaine, réduit de 50 % le risque de maladies cardiovasculaires ; cela réduit également le risque de cancer des ovaires, du col de l'utérus, des intestins et les risques de diabète de type 2 – un type de diabète lié à l'âge et au poids.

Il renforce votre système immunitaire

De nouvelles études ont montré que des rapports sexuels réguliers favorisent la production d'anticorps, c'est-à-dire renforcent le système immunitaire. Les anticorps, on le sait, aident l'organisme à combatte les virus ; si vous faites l'amour souvent et avec plaisir, vous aurez de grandes chances d'échapper aux rhumes, à la grippe et aux problèmes gastriques.

Il ralentit le processus de vieillissement

Des chercheurs appartenant à l'université de Rome ont prouvé que les contacts physiques – que ce soit un simple baiser ou bien faire l'amour – sont tout aussi importants pour la longévité que la pratique d'un sport. Manifestement, le contact humain serait une arme contre le vieillissement ; en effet, la production d'endorphines, des antalgiques naturels, renforce le seuil de résistance de l'organisme.

Il exerce votre libido

Tous ceux et toutes celles qui font souvent l'amour dans leur jeunesse en conservent l'aptitude durant leurs vieux jours. Il a ainsi été prouvé qu'en n'exerçant pas sa libido – et peu importe qu'il s'agisse de l'acte sexuel, de la masturbation ou de fantasmes – on en perd entièrement l'usage en vieillissant.

Il rend vos règles moins douloureuses

Faire l'amour une fois par semaine donne des cycles plus réguliers, augmente la production d'œstrogènes et diminue le syndrome prémenstruel. Sans compter que les orgasmes et les stimulations clitoridiennes possèdent une action antalgique sur les crampes qui surviennent souvent pendant les règles.

Pannes de libido

Vous êtes toujours disponible, bien sûr ? Hélas ! non. Perdre le goût du sexe est aussi fréquent que perdre l'appétit. Quand faire l'amour devient un effort insurmontable, cela vaut vraiment la peine de se demander ce qui ne va pas.

Problème n° 1 : vous avez un déséquilibre hormonal

C'est bien connu : la progestérone – une hormone féminine – diminue les pulsions sexuelles. Demandez-vous donc si la baisse de votre libido coïncide avec la prise d'une nouvelle pilule contraceptive ou d'un médicament – par exemple, un antidépresseur –, dont les effets sur la libido sont désastreux. Puis consultez votre médecin. Car, si certaines pilules peuvent inhiber le désir, vous avez le choix entre plus de trente pilules. Vous en trouverez sûrement une qui vous convient.

« Perdre le goût du sexe est aussi fréquent que perdre l'appétit. »

Problème n° 2 : vous êtes trop fatiguée

Vivre à cent à l'heure, c'est bien, mais c'est souvent au détriment d'un domaine de votre vie, et en particulier de votre vie sexuelle. Dans les sociétés occidentales, les gens âgés de 20 à 30 ans travaillent beaucoup : aux heures de bureau et aux heures supplémentaires s'ajoutent parfois les dossiers qu'on étudie à la maison, le week-end. Et si votre rythme de sorties égale votre rythme de travail, ne vous étonnez pas si le sexe ne vous intéresse pas. L'épuisement a des répercussions sur la vie amoureuse : en cas de stress important, la partie du système nerveux dévolue à la gestion des fonctions vitales – par exemple, la respiration – se détourne des fonctions moins essentielles telles que le plaisir sexuel.

La solution est simple : accordez-vous plus de temps. Trouvez une technique de relaxation qui vous plaît (un bain chaud, de la musique douce, une émission de télévision...). 40 petites minutes de relaxation, deux fois par jour, restaureront rapidement votre libido.

Problème n° 3 : vous êtes déprimée

Nombreuses sont les femmes qui souffrent de dépression. Les symptômes les plus courants sont le manque d'énergie, l'abattement, la perte de l'appétit et celle du désir sexuel. La dépression est une vraie maladie, qui demande à être traitée par un médecin ou par un psychologue. Commencez par consulter votre généraliste afin de vous assurer que votre manque d'énergie n'a pas de cause physiologique. Vous pourrez ensuite consulter un psychologue pour envisager une thérapie.

Problème n° 4 : vous avez des rapports sexuels douloureux

Il arrive que l'acte sexuel soit douloureux, soit à cause d'une position particulière ou d'un rythme trop brutal, soit par manque de lubrification ou pour des raisons médicales.

Si l'acte sexuel vous fait mal, essayez tout d'abord d'en déceler la cause.

- Si c'est douloureux à l'intérieur du vagin, il s'agit peut-être d'un manque de lubrification, d'une infection ou d'une maladie sexuellement transmissible : par exemple, le trichomonas ou le vaginisme – spasmes de la paroi du vagin.

- Si c'est douloureux autour des parties génitales, il s'agit peut-être d'un virus, herpès ou muguet (inflammation des muqueuses).
- Si c'est douloureux en profondeur, c'est peut-être une infection à chlamydiae – avec douleur lancinante –, une infection urinaire – un mal lancinant et fréquent, avec des douleurs en urinant – ou une endométriose – avec douleur constante, augmentée par les règles et l'acte sexuel.

Si l'un ou l'autre de ces cas vous est familier, prenez rendez-vous chez un(e) gynécologue.

Les maladies sexuellement transmissibles (MST)

Vous saviez que j'allais en parler. Avec un peu de chance, vous n'attraperez jamais de maladies sexuellement transmissibles. Bon, ça ne vous fera pas de mal de vous tenir un peu au courant. Au cas où...

LES SIGNAUX D'ALERTE

Les symptômes des maladies sexuellement transmissibles ne sont pas nécessairement visibles à l'œil nu. Voici quelques signes à prendre en compte :

- L'impression d'uriner des lames de couteau.
- Des excroissances.
- Des cloques, petites ou grandes.
- Des pertes, aqueuses ou grumeleuses.
- Des irritations, n'importe où dans la région génitale.
- Des gonflements dans la région génitale.
- Des odeurs bizarres, fortes et désagréables autour des parties génitales, non seulement autour du vagin mais aussi autour des cuisses.

- **Des rapports sexuels douloureux : contrairement à la croyance populaire, ce n'est pas normal.**

Pourquoi cela vous arrive

Voici une petite présentation scientifique du sujet. Les voies génitales de la femme constituent un environnement particulièrement favorable au développement des maladies sexuellement transmissibles. Non seulement c'est un endroit chaud et humide, mais le milieu biologique des voies génitales est en lui-même propice aux infections. En effet, l'urètre de la femme est plus court que celui de l'homme : 4 cm de long contre 20 cm – ce qui signifie que son ouverture, proche de celle du vagin et de l'anus, le rend vulnérable aux bactéries. Cela signifie également que les infections peuvent se répandre plus loin, à l'intérieur du corps, et que les conséquences des maladies sexuellement transmissibles sont plus sérieuses chez la femme que chez l'homme.

Statistiquement, si vous avez entre 25 et 30 ans, le fait d'avoir des rapports non protégés, trois fois par semaine au moins, triple vos chances d'attraper une maladie sexuellement transmissible – et augmente considérablement celles d'avoir une grossesse non désirée.

Ce que vous risquez d'attraper

1. Les condylomes

Également connus sous le nom de « virus à papillomes » – de petites excroissances ressemblant à des verrues –, les condylomes constituent l'infection qui se transmet de la manière la plus courante lors de rapports non protégés. Selon les dernières statistiques, les condylomes représentent près d'un quart des maladies sexuellement transmissibles.

Soyez vigilante : quand les condylomes sont visibles à l'œil nu, ils sont très contagieux et se transmettent non seulement par pénétration mais aussi par contact bucco-génital. Sachez aussi que les condylomes ne se trouvent pas uniquement sur les parties génitales mais aussi sur le scrotum, les cuisses, les fesses ou l'anus – ce qui signifie que l'usage du préservatif n'en protège pas nécessairement. D'autre part, certaines personnes atteintes par ce virus n'ont pas de condylomes visibles mais elles peuvent tout à fait infecter leur partenaire qui, lui, pourra avoir des condylomes apparents.

Si vous remarquez quoi que ce soit, courez chez un médecin. S'il n'existe pas encore de traitement pour lutter contre le virus, en revanche il existe des traitements efficaces pour traiter les papillomes. Vous pouvez faire dépister les condylomes chez un(e) gynécologue ou dans un service hospitalier de gynécologie ou d'urologie.

Faites-le pour vous :

- limitez le nombre de partenaires.

2. Le sida

Selon les estimations de l'Organisation mondiale de la santé (OMS) en 2001, le sida touche 39,9 millions de personnes dans le monde, dont 28 millions en Afrique subsaharienne et 560 000 en Europe. La répartition des cas de sida selon le mode de transmission est la suivante : rapports hétérosexuels, 44,5 % ; rapports homosexuels, 28,1 % ; drogues injectables, 14,6 % ; inconnu, 11,2 % ; transfusion sanguine, 1 % ; transmission de la mère au fœtus, 0,3 % ; rapports homosexuels et usage de drogues injectables, 0,2 %.

Soyez très prudente. En cas de doute, faites un test de dépistage : il existe des centres de dépistage anonymes et gratuits ; renseignez-vous auprès de votre mairie ou à l'hôpital.

Faites-le pour vous :

- ayez des rapports sexuels protégés ;
- limitez le nombre de partenaires.

3. Les chlamydiae

L'infection à chlamydiae fait partie des infections bactériennes les plus courantes. Une augmentation de plus de 50 % a été enregistrée ; la maladie touche actuellement plus de 10 000 femmes âgées de 20 à 35 ans et plus de 10 000 hommes du même âge. 80 % des cas ne présentaient aucun symptôme. Or, l'infection à chlamydiae est à prendre au sérieux car elle a souvent des conséquences à long terme. Ne pas la traiter peut conduire à développer des inflammations pelviennes, des problèmes de fertilité, des règles hémorragiques et des rapports sexuels douloureux. Si, dans le passé, vous avez eu des rapports non protégés et si vous êtes inquiète, faites un simple test de dépistage dans un service de gynécologie. Si le test est positif, une seule dose d'antibiotiques suffira à traiter l'infection.

Faites-le pour vous :

- ayez des rapports sexuels protégés.

4. Les infections bactériennes des voies urinaires

Les infections bactériennes ne sont pas transmises par voie sexuelle mais peuvent être induites par l'acte sexuel. Elles comprennent des infections très courantes telles que la cystite et le muguet (voir ci-dessous), les infections de la vessie et les vaginites bactériennes. Si un grand nombre de ces infections peuvent être traitées avec des médicaments en vente libre, il est toutefois plus sage de ne pas s'adonner à l'automédication. En effet, même si vous avez l'impression de savoir reconnaître les pertes blanches – comme le muguet –, soyez prudente : il s'agit peut-être de trichomonas, l'une des infections vaginales les plus courantes. En cas de doute, consultez tout de suite un médecin.

La cystite a des causes multiples : les rapports sexuels, ne pas boire assez d'eau, porter un slip trop serré en synthétique –, ce qui crée un environnement propice aux bactéries. Les symptômes sont des brûlures ressenties en urinant, le besoin fréquent d'uriner ou du mal à y parvenir, du sang dans les urines, un mal de dos ou de la fièvre.

Faites-le pour vous :

- en cas de crise, buvez un litre d'eau toutes les 20 minutes pendant 3 heures afin de nettoyer votre organisme ;
- allez aux toilettes avant et après avoir fait l'amour afin de vous débarrasser des bactéries ;
- pendant la crise, évitez les boissons caféinées et alcoolisées ;
- jusqu'à la fin de la crise, évitez de faire l'amour ;
- évitez les huiles de bain et les bains moussants ;
- buvez du jus de fruits rouges : il contient de l'acide hippurique, dont l'action empêche les bactéries de remonter dans les voies urinaires.

Le muguet est une mycose provoquée par le *Candida albicans* ; en temps ordinaire, ce champignon vit dans l'estomac mais il peut se multiplier de manière anormale quand la flore naturelle de l'estomac est perturbée par une mauvaise nourriture, par des antibiotiques ou par une autre cause. Ce champignon a tendance à se développer plus rapidement dans les climats chauds ; de plus, le port de vêtements trop serrés crée un milieu surchauffé, propice aux candidoses. Les symptômes sont des pertes blanches – sans odeur –, une irritation vaginale et des douleurs ressenties en urinant.

Faites-le pour vous :

- prenez un bain d'eau salée pour calmer les démangeaisons ;

- évitez les bains parfumés ou moussants ;
- évitez les rapports sexuels jusqu'à la guérison totale, sinon vous pourriez contaminer votre partenaire qui, à son tour, vous retransmettra l'infection ;
- consultez votre médecin qui vous prescrira des antifongiques sous forme de pessaire, de crème ou de comprimés.

BON À SAVOIR

Boire quelques verres de jus de fruits rouges soulage la cystite. Les fruits rouges contiennent de l'acide hippurique, qui empêche les bactéries de remonter dans les voies urinaires.

5. L'herpès génital

Comme pour les condylomes, il n'existe pas de traitement particulier pour l'herpès génital. Causé par le virus *Simplex II*, il est très contagieux : il peut être transmis lors de rapports sexuels oraux – d'une plaie buccale aux parties génitales –, par des plaies infectées dans la région génitale, par des partenaires qui ne présentent aucun signe mais qui sont porteurs du virus. Consultez immédiatement un médecin si vous constatez que vos parties génitales sont engourdies, sensibles ou bien si des cloques ou des plaies douloureuses apparaissent. Bien que le virus lui-même ne puisse pas être véritablement traité, la prise d'un antiviral est nécessaire pour faire régresser les lésions.

Faites-le pour vous :

- soyez vigilante en cas de nouvelles relations sexuelles.

6. La blennorragie et la syphilis

Même si la blennorragie et la syphilis semblent appartenir au passé, elles n'en ont pas disparu pour autant, loin de là. Tandis que la première touche quelque 500 000 personnes en France, la seconde fait une réapparition inquiétante, après avoir presque disparu dans les années 1990.

Causée par le gonocoque et caractérisée par une inflammation des voies génito-urinaires, la blennorragie, ou gonococcie, est difficile à diagnostiquer, car la plupart des femmes ne présentent aucun symptôme.

La pénicilline constitue le principal traitement pour ces deux maladies sexuellement transmissibles.

Faites-le pour vous :

- ayez des rapports sexuels protégés.

Épanouissez votre vie sexuelle

Mangez correctement

« L'alimentation a une influence notable sur les pulsions sexuelles. »

Les aphrodisiaques ont de tout temps constitué un vaste sujet... Il est tout de même inutile de centrer votre alimentation sur les huîtres et les asperges, aux propriétés prétendument miraculeuses... En revanche, il est indéniable que l'alimentation a une influence notable sur les pulsions sexuelles. Si vous mangez des aliments gras et sucrés et si vous accompagnez le tout d'une bonne dose d'alcool et de boissons caféinées, sans doute n'éprouverez-vous pas l'envie de faire l'amour plus d'une fois par semaine – et encore, en ayant de la chance.

Pour un bon équilibre hormonal, pour une énergie optimale et pour une libido décuplée :

- consommez des aliments pauvres en graisses ;
- mangez des poissons gras deux fois par semaine (du thon, du saumon, des sardines...) ;
- limitez votre consommation de plats tout préparés à une fois par semaine ;
- réduisez votre consommation de sel.

Faites des examens gynécologiques réguliers

Faire pratiquer un frottis de manière régulière est l'unique moyen de se préserver de toutes sortes de maladies. Si vous négligez ces visites de contrôle chez un(e) gynécologue, c'est vraiment à vos risques et périls.

Il est très important de faire des frottis car le col de l'utérus constitue une zone particulièrement vulnérable. En effet, le col est un point de rencontre très sollicité pendant l'acte sexuel ; c'est la raison pour laquelle les cellules risquent de subir une modification pour devenir précancéreuses (voir plus loin).

Pour passer l'examen tranquillement, dans les meilleures conditions :

- Détendez-vous. Rappelez-vous que ce n'est pas un test de dépistage du cancer mais un simple contrôle de l'aspect du col de l'utérus. Si des modifications sont constatées, il est essentiel d'en déterminer la cause, car le cancer du col de l'utérus est associé à certains virus qui changent l'apparence des cellules. Le cancer peut être évité si ces modifications cellulaires sont détectées à un stade précoce. Bonne nouvelle : sachez que plus de 90 % des femmes ont des résultats négatifs.

- N'en faites pas un drame. Ce n'est pas très agréable, nous sommes d'accord, mais tout de même pas au point de fuir devant un(e) gynécologue... Pour que le frottis soit moins désagréable, demandez au médecin ou à l'infirmière de réchauffer le spéculum avant l'examen. En effet, beaucoup de femmes sont tendues avant l'insertion du spéculum – ce qui rend l'examen plus difficile à pratiquer. Facilitez les choses en basculant votre bassin vers l'avant.
- Évitez d'avoir des rapports sexuels la veille. Car le sperme rend les résultats plus difficiles à interpréter.
- Évitez de faire un frottis pendant vos règles. Car le sang rend également les résultats douteux.

Notez la date de vos dernières règles

Un cycle menstruel irrégulier a plusieurs causes : le stress, un problème de poids, un voyage, voire un nouveau travail. Toutefois, il n'existe aucune certitude en la matière ; vous devez donc vous faire examiner si vous constatez, lors des règles, une modification du type de douleur, de la durée ou encore de l'aspect des saignements.

1. Des règles douloureuses

Les douleurs menstruelles ne sont pas toutes identiques ; sur le plan médical, elles sont divisées en deux catégories : les dysménorrhées primaires et les dysménorrhées secondaires.

Les dysménorrhées primaires sont des douleurs causées par l'action d'une hormone : la prostaglandine. Sous l'action de cette hormone, l'utérus expulse par spasmes des lambeaux de ses parois – ce qui provoque des crampes. Ces douleurs peuvent être réellement invalidantes pour les quelque 7 % de femmes qui montrent un taux élevé de prostaglandine. Si c'est votre cas, votre médecin vous prescrira des antalgiques appropriés.

Les dysménorrhées secondaires sont des douleurs plus prolongées et plus intenses, qui n'ont rien à voir avec les hormones. Elles sont dues soit à un fibrome utérin, soit à une infection pelvienne, soit à de l'endométriose, une migration des parois de l'utérus dans d'autres parties de l'appareil reproductif (voir plus loin). L'endométriose peut également se manifester par des crampes intenses pendant les règles ou les rapports sexuels.

Faites-le pour vous :

- notez toute information concernant l'intensité ou la survenue des douleurs ; ces renseignements orienteront utilement votre médecin.

BON À SAVOIR

Notez la date de vos dernières règles. Faites-vous examiner si vous constatez, lors des règles, une modification du type de douleur, de la durée ou encore de l'aspect des saignements.

2. Le saignement

Le sang expulsé pendant les règles doit être d'une franche couleur rouge ; du sang foncé et rance au début ou à la fin des règles peut être un signe d'endométriose. L'endométriose est l'affection gynécologique la plus fréquente ; en l'absence de traitement, des problèmes de fertilité surviennent dans 30 % des cas.

L'endométriose survient quand les cellules qui constituent les parois de l'utérus migrent vers d'autres zones : cela provoque des douleurs, la formation de tissus cicatriciels dans la région pelvienne, ainsi que des saignements rouge foncé pendant les règles. Le diagnostic se fait uniquement par laparoscopie : cet examen mineur consiste à insérer dans le pelvis un télescope microscopique, appelé « laparoscope », en faisant une petite incision autour du nombril pour permettre l'examen des différents organes.

L'endométriose se traite par des médicaments et une intervention de microchirurgie.

3. La fréquence

Si vous avez toujours eu des cycles réguliers et que vous avez soudain vos règles toutes les deux ou cinq semaines (soit 42 jours), ce n'est pas de l'endométriose mais c'est un problème d'un autre ordre.

Les règles irrégulières et les saignements sporadiques, en particulier, devraient toujours être pris au sérieux. Ils sont dus soit à des polypes – des petites excroissances de cellules de l'endomètre ou du col de l'utérus –, soit à un problème lié à l'appareil reproductif, appelé « syndrome polycystique des ovaires ». Dans les deux cas, votre fertilité risque d'être compromise.

Faites-le pour vous :

- consultez votre généraliste et demandez-lui de vous conseiller un(e) gynécologue.

Faites régulièrement examiner vos seins

« Déterminez ce qui est normal pour vous. »

Si le cancer du sein est en augmentation, en revanche il se guérit très bien s'il est dépisté et traité de manière précoce. C'est la raison pour laquelle il est important de pratiquer un auto-examen mensuel pour détecter toute modification ou toute grosseur. Il est préférable de faire cet examen chaque mois à la même période, la plus favorable étant juste après les règles, quand les seins sont moins grumeleux. Sachez cependant que certaines femmes ont, de nature, des seins grumeleux. Ne paniquez donc pas si vous trouvez quelque chose.

PRENEZ SOIN DE VOS SEINS

Un plan en quatre points a été élaboré pour permettre aux femmes de pratiquer un auto-examen des seins, pour s'assurer que tout est normal. Si vous voulez être sûre de rester en bonne santé, suivez ce plan :

1. Déterminez ce qui est normal pour vous. La texture de chaque poitrine est différente ; apprenez à connaître la vôtre. L'important est de toujours pratiquer l'examen à la même période de votre cycle, en général après les règles.

2. Palpez-vous les seins régulièrement. Tâtez votre poitrine par des mouvements circulaires : commencez par le creux de l'aine, puis palpez tout le sein, au centre et en dessous, et finissez par un mouvement circulaire autour du mamelon. Il est important de ne pas oublier l'aine et la clavicule pour détecter un éventuel ganglion.

3. Recherchez :

- une modification dans l'apparence de vos seins – par exemple, un pli ou un creux ;
- une sensation de gêne ;
- des boules – ne vous attendez pas à trouver une grosse boule : dans 50 % des cas, les cancers font moins de 3 cm d'envergure ;
- un écoulement du sein, un changement de position du mamelon.

4. Et si vous êtes inquiète, consultez rapidement votre médecin.

Pensez à votre fertilité

À ce moment de votre vie, faire un enfant est le cadet de vos soucis ? Oui, mais cela peut très bien changer. Sachez que 1 femme sur 20 âgée de moins de 30 ans met plus d'un an à être enceinte. Même s'il existe des traitements efficaces, ce n'est pas une raison pour ne pas veiller sur votre fertilité en améliorant votre état de santé général. Avant même de penser à une éventuelle grossesse. Ainsi, quand vous déciderez de concevoir un enfant, tout sera au point.

Votre alimentation possède un impact sur l'ensemble de votre organisme ; une bonne hygiène nutritionnelle favorise donc la fertilité. Bien se nourrir est primordial quand on envisage une grossesse, quand on veut donner naissance à un bébé en bonne santé.

Pour optimiser votre fertilité :

- Mangez beaucoup de fruits et de légumes.
- Accordez une place importante aux poissons gras tels que les sardines, le thon et le maquereau. Ils constituent en effet une source essentielle d'acides gras oméga-3 et oméga-6, indispensables à votre équilibre hormonal.
- Ajoutez du soja à vos menus, que ce soit sous forme de lait de soja ou de tofu. Car le soja comprend des phyto-œstrogènes, des substances agissant comme des hormones ; il est prouvé qu'ils équilibrent les hormones sexuelles et évitent d'avoir des règles longues et hémorragiques.
- Mangez moins de viande, car les acides gras saturés stimulent la production d'œstrogènes – ce qui réduit vos chances de grossesse.
- Augmentez votre taux de zinc. En effet, cet oligoélément est indispensable à la fabrication des cellules. L'apport journalier recommandé est de 15 mg. Les principales sources de zinc sont le pain complet, le fromage, la volaille, le thon, les œufs et les haricots secs.
- Arrêtez de fumer. Le tabac réduit de 50 % le taux de fertilité.
- Réduisez votre consommation d'alcool. Il a été démontré que l'alcool empoisonne le sperme et endommage les ovules.
- Apprenez à vous détendre. Le stress risque d'affecter la capacité d'une femme à concevoir et, dans les cas extrêmes, il peut empêcher l'ovulation.

Proposez un bilan à votre chère moitié

C'est bien connu, les hommes n'aiment pas aller chez le médecin pour veiller sur leur propre santé. Alors quand il s'agit de sexualité... Voici donc quelques tactiques à utiliser avec la gente masculine. Allez-y franchement :

- Utilisez toujours un préservatif. Peut importe que votre petit ami soit séduisant, c'est à lui de savoir comment on s'en sert – ce n'est pas à vous.
- Les hommes présentent rarement des symptômes de maladies sexuellement transmissibles. Si vous découvrez que vous avez attrapé quelque chose, demandez-lui de faire un test en même temps que vous et ne refaites l'amour que lorsque vous serez tous les deux entièrement débarrassés de l'infection. Sinon vous passerez votre temps à vous contaminer mutuellement.
- Les hommes peuvent également avoir du muguet. Même conseil que ci-dessus : évitez les rapports sexuels pour ne pas vous infecter mutuellement.
- Mettez-le en garde contre le cancer des testicules. C'est un cancer fréquent chez les hommes âgés de 20 à 40 ans. Bonne nouvelle : le taux de guérison atteint 95 % si le cancer est traité assez tôt. 80 % des tumeurs se traduisent par le gonflement des testicules ; votre partenaire doit donc s'examiner régulièrement et, en cas de doute, consulter un médecin pour pratiquer un test aux ultrasons.

Prenez la contraception au sérieux

Pourquoi au juste n'utilisez-vous pas de contraceptif ? Vous êtes trop paresseuse pour ouvrir l'emballage du préservatif ? Trop occupée pour prendre une petite pilule tous les jours ? Ça vous rend malade ? Ça vous fatigue ? Ça vous fait mal ? Vous en avez assez ? Quelle que soit la raison de votre mauvaise humeur, sachez que la contraception peut vous sauver la vie.

Pilule et idées fausses

- Ça fait grossir.
- C'est mauvais pour la santé.
- Ça provoque des troubles de l'humeur.
- Ça diminue la fertilité.
- Ça éteint le désir.

Il existe sur le marché de nombreuses marques de pilules, qui représentent quelque vingt types de pilules différentes : vous allez bien en trouver une qui vous convient, non ? Par exemple, la teneur en progestérone de certaines pilules aggrave l'acné, si on y est prédisposé ; en revanche, d'autres pilules faiblement dosées en progestérone sont absolument sans conséquence en ce domaine. Par ailleurs, nombreuses sont les femmes qui ont peur de grossir : or, seules les pilules fortement dosées et prescrites dans les années 1960 faisaient prendre du poids.

Non seulement la pilule est efficace à 99 % – le 1 % restant étant dû à des erreurs humaines –, mais en outre, elle donne des cycles réguliers et diminue les risques de cancer du sein, des ovaires et du col de l'utérus.

Préservatifs et idées fausses

- Ils atténuent les sensations.
- Ils sont trop étroits pour les hommes bien constitués.

- Ils diminuent le plaisir.
- Ils se déchirent facilement.

De nos jours, les préservatifs sont plus épais et plus résistants que jamais ; ils ne se déchirent que rarement, à cause d'un bijou ou d'un ongle trop pointu ; ils ne sont inefficaces que lorsque vous ne savez pas les retirer. De plus, les préservatifs en latex sont fragilisés par l'utilisation de vaseline ou de tout lubrifiant à base d'huile. Attention donc aux huiles de bain, aux crèmes hydratantes et aux crèmes pour les mains. Utilisez plutôt des lubrifiants aqueux. Conservez également les préservatifs loin d'une source de chaleur. En ce qui concerne la taille, sachez qu'un préservatif peut être étiré sur plus d'un mètre. Ça ira ?

Pilule du lendemain et idées fausses

- Il est difficile de se la procurer.
- C'est mauvais pour la santé.
- Ça ne marche pas.
- On n'a pas le temps de se la procurer.
- On peut la prendre seulement le lendemain.

Il existe deux façons d'éviter une grossesse dans les un à cinq jours qui suivent un rapport non protégé : la pilule du lendemain et le stérilet d'urgence. Ce délai devrait vous suffire pour aller chez le pharmacien ou chez le médecin. Pour une efficacité maximale, le plus tôt sera le mieux.

1. La pilule du lendemain

La pilule du lendemain est une contraception d'urgence. Il s'agit soit d'une association œstro-progestative (association des deux hormones : œstrogène et progestérone), soit d'un progestatif seul.

Dans le premier cas, la boîte contient quatre comprimés d'un mélange d'œstrogènes et d'un progestatif, qui doivent être pris deux par deux à 12 heures d'intervalle. Cette pilule du lendemain s'obtient en pharmacie sur présentation d'une prescription médicale ; en cas de phlébite ou de troubles de la coagulation, il existe des contre-indications. Elle est remboursée par la Sécurité sociale.

Dans le second cas, la boîte comprend deux comprimés seulement, qui renferment un progestatif. La prise de ces deux comprimés doit également être espacée de 12 heures. Il n'existe pas de contre-indication. Vendue en pharmacie, délivrée sans ordonnance, cette pilule n'est pas prise en charge par la Sécurité sociale.

Ces deux méthodes sont destinées à protéger des rapports sexuels qui ont eu lieu dans les 72 heures précédentes, mais elles sont inopérantes pour des rapports ayant eu lieu avant ou après ce délai. Il vous faudra donc utiliser une protection mécanique jusqu'aux prochaines règles. Mieux vaut avoir recours à la pilule du lendemain le plus tôt possible, au plus tard trois jours après un rapport non protégé, car elle sera alors efficace dans 75 % des cas environ.

Dans les heures qui suivent la prise des comprimés, des nausées – dans 25 à 50 % des cas –, voire des vomissements, risquent de survenir. Les règles arrivent quelques jours plus tard. En cas de retard, faites un test de grossesse au bout de cinq jours.

La pilule du lendemain n'est pas une pilule abortive ; elle empêche seulement la grossesse de survenir. En temps normal, une contraception orale classique est bien plus efficace. Souvenez-vous-en.

2. Le stérilet d'urgence

Si vous avez attendu plus de 72 heures – mais moins de cinq jours –, la mise en place par votre gynécologue d'un stérilet d'urgence est une alternative. Le stérilet empêche les parois de l'utérus de s'épaissir, prévenant ainsi la grossesse. C'est une méthode non seulement efficace mais contraceptive, car le stérilet peut rester en place pendant trois ans – à moins que vous décidiez de le faire retirer.

En règle générale et pour prévenir tout éventuel problème, le stérilet n'est pas prescrit pour les femmes présentant des risques de maladies sexuellement transmissibles ; en effet, il peut provoquer une infection pelvienne : sans intervention médicale, cette dernière peut être source d'infertilité. Pour la même raison, le stérilet n'est pas conseillé aux femmes n'ayant pas eu d'enfant.

BON À SAVOIR

Pour augmenter l'intensité de vos orgasmes, faites travailler vos muscles pelviens – ceux que vous utilisez également pour uriner. Faites des séries de vingt contractions, jusqu'à 50 fois par jour !

Faites un bilan

Si vous voulez vous assurer que vous n'avez attrapé aucune infection, que vous n'êtes porteuse d'aucune maladie sexuellement transmissible, vous n'avez rien à perdre ni rien à craindre à demander un bilan médical.

Vous pouvez choisir de le faire pratiquer soit par votre médecin traitant, soit par votre gynécologue ; vous pouvez également aller à la consultation de gynécologie ou d'urologie d'une clinique ou d'un service hospitalier. À vous de voir.

VINGT-CINQ FAÇONS DE RÉUSSIR VOTRE VIE SEXUELLE

1. Faites l'amour une fois par semaine au moins

Il est prouvé que faire l'amour une fois par semaine au moins protège des maladies et de la dépression. En effet, il semblerait que les stimulations génitales renforcent le système immunitaire, soulagent les maux de tête et combattent les douleurs et les maux de la vie quotidienne.

2. En cas de panne, ne vous énervez pas après lui

Contrairement à la croyance populaire, l'érection ne dépend pas du bon vouloir d'un homme ; c'est pourquoi le stress et la fatigue provoquent souvent quelques pannes. D'après les statistiques, un homme âgé de 16 ans et plus rencontre ce type de problème quatre fois par an environ.

3. Évitez les distractions

Regarder la télévision au lit est la meilleure façon de saboter sa libido. Manifestement, les oscillations de l'écran hypnotisent, endorment, distraient de l'acte sexuel et tuent le désir pour le reste de la nuit. Par conséquent, pour mieux faire l'amour, éteignez votre poste et tournez-lui résolument le dos.

4. Augmentez l'intensité de vos orgasmes

Pour vivre des orgasmes plus intenses, faites travailler les muscles du plancher pelvien – ceux que vous utilisez également pour uriner. Tout ce que vous avez à faire, c'est de repérer le muscle – par exemple, en arrêtant d'uriner en pleine action : retenez-vous pendant cinq secondes, puis relâchez. Quand vous aurez acquis la technique, faites vingt contractions – à votre bureau, dans le bus, en regardant la télévision... –, et cela jusqu'à 50 fois par jour ! C'est discret et très efficace.

5. Partez à la recherche du point G

Cet insaisissable point G n'est pas si insaisissable quand on sait ce qu'on cherche. Essayez de le repérer pendant l'acte sexuel, quand il est excité. Insérez un doigt dans votre vagin pour atteindre la paroi antérieure à environ 5 cm vers l'avant : vous sentirez une excroissance grumeleuse. Oui, le voici, c'est votre point G !

6. Repérez vos zones érogènes

Les zones érogènes, les détecteurs sensuels du corps, se situent partout, et pas seulement dans la région génitale. Caressées de manière appropriée, ces zones vous donneront des frissons durant les préliminaires, pendant et après l'acte sexuel.

7. Faites des tests de dépistage réguliers

Rien n'est pire pour votre vie sexuelle que des douleurs pelviennes, des crampes prémenstruelles ou de mystérieuses démangeaisons. Si un quelconque symptôme vous inquiète, y compris une odeur bizarre, consultez votre médecin, même si vous êtes sûre à 100 % que ce n'est pas du muguet.

8. Révisez votre contraception

Tout le monde le sait, les préservatifs constituent le seul moyen de prévenir les maladies sexuellement transmissibles, dont le sida, mais de nouvelles méthodes étant régulièrement introduites sur le marché, informez-vous. Même si vous avez rencontré des problèmes avec telle ou telle méthode contraceptive, révisez vos classiques et tenez-vous au courant des nouveautés.

9. Improvisez

Dans le domaine de l'amour, improvisez à partir de la position classique, dite « du missionnaire » – l'homme dessus et la femme en dessous –, en tenant vos jambes droites et fermées pendant que votre partenaire est entre vos jambes.

10. Oubliez les statistiques

Les sexologues le répètent inlassablement : si vous souhaitez avoir une vie sexuelle plus épanouie, commencez par ignorer les statistiques sur la fréquence moyenne des rapports sexuels. Cela ne pourra que faire naître chez vous un déséquilibre, une perte de confiance en vous et une dévalorisation, autant de sentiments qui à leur tour conduiront au déclin de votre vie sexuelle.

11. Variez les positions

Parmi toutes les positions adoptées, celle dite « du missionnaire » continue d'arriver en tête avec 80 % des couples qui la pratiquent. Pour tirer le meilleur parti du sexe, dominez la situation – au sens littéral du terme.

12. Mangez des bananes

Les bananes représentent une excellente source de vitamines du groupe B. Une consommation régulière renforce l'énergie sexuelle et le plaisir en faisant circuler le sang dans les organes génitaux.

13. Ne l'embrassez pas si vous avez un bouton de fièvre

Les boutons de fièvre autour de la bouche constituent une forme d'herpès. S'ils sont différents de l'herpès génital, ils sont en revanche profonds. Un bouton de fièvre peut transmettre à votre partenaire de l'herpès génital, car le virus mute lors d'un contact.

14. Faites attention à ce que vous avalez

Votre vagin, ce n'est pas votre bouche. Y placer n'importe quoi, comme dans les films, ne vous rapportera pas que du bien.

15. Utilisez un préservatif pendant vos règles

Faire l'amour pendant les règles est un choix personnel. Si vous le faites, mieux vaut utiliser un préservatif, car le col de l'utérus est à ce moment-là plus ouvert, donc plus sensible aux infections.

16. Parlez-lui de vos fantasmes

Cela vous excitera tous les deux, encore plus que les préliminaires. Et si vous ne savez pas quoi dire, laissez-le donc parler le premier.

17. Ne racontez pas votre vie sexuelle à tout le monde

Raconter à vos amies ce qui se passe avec votre partenaire n'est pas bon pour votre sexualité. En premier lieu, la plupart des hommes ont tendance à considérer ces révélations comme une trahison grave ; en second lieu, comparer les histoires de ce type est dévastateur pour l'estime de soi.

18. La taille n'a aucune importance

La taille n'a vraiment aucune importance. Les pénétrations trop profondes ou trop rapides d'un partenaire bien doté peuvent faire mal ; il faut donc y aller en douceur et utiliser un lubrifiant. Si c'est l'inverse, si votre partenaire a un pénis de petite taille, essayez les positions qui favorisent une pénétration plus profonde : par exemple, la position par-derrière.

19. Oubliez la jouissance simultanée

Dans les films, tout est parfait : on se débrouille toujours pour que les partenaires jouissent ensemble. Ce n'est pas étonnant puisqu'ils font semblant – oui, même dans les films pornographiques. En réalité, les chances de jouir simultanément sont faibles. Et si, pour vous, cela tourne à l'obsession, vous risquez de ne pas avoir d'orgasme du tout, simultané ou non.

20. Exprimez-vous

Dans 90 % des cas, les personnes qui ont une vie sexuelle pauvre sont également celles qui se montrent gênées pour en parler. Avez-vous peur que votre partenaire ne supporte pas vos critiques ? Il se pourrait bien que vous soyez très surprise par sa réaction. Selon une enquête récente menée sur le sexe, 95 % des hommes souhaiteraient que leur partenaire s'exprime davantage sur ce qu'elles aiment et sur ce qu'elles n'aiment pas faire.

21. Faites du sport trois fois par semaine

Une activité physique est non seulement bonne pour votre santé, mais elle améliore également votre vie sexuelle, votre désir et votre plaisir.

22. Faites l'amour le matin

La testostérone, l'hormone mâle, a un rythme journalier très précis : le niveau de testostérone est en général élevé le matin – sans doute l'avez-vous déjà remarqué –, bas dans l'après-midi – quand l'homme commence a être fatigué – et très bas dans la soirée – quand l'homme a besoin de dormir.

23. Sachez reconnaître votre pic hormonal

Cela vous aidera à tirer le meilleur parti de votre sexualité. Quand elle a un cycle régulier, une femme est le plus excitée entre le 7e et le 14e jour.

24. Faites l'amour souvent

Souvenez-vous que faire l'amour trois fois par semaine peut vous faire paraître de sept à douze ans de moins. À l'opposé, faire l'amour uniquement par habitude est stressant : cela a donc l'effet inverse.

25. Et masturbez-vous plus souvent

La masturbation constitue le parfait remède à tous les petits problèmes de la vie quotidienne, qui engendrent du stress et de l'anxiété. Cela est particulièrement recommandé si vous avez du mal à jouir ou si votre petit ami est un éjaculateur précoce. Les sexologues avancent même que c'est un bon moyen de découvrir ses préférences en ce domaine. Si vous pensez que personne d'autre ne le fait, révisez votre jugement : 90 % des gens disent se masturber une fois par semaine au moins.

chapitre 5

Comment chasser votre déprime en toute sérénité

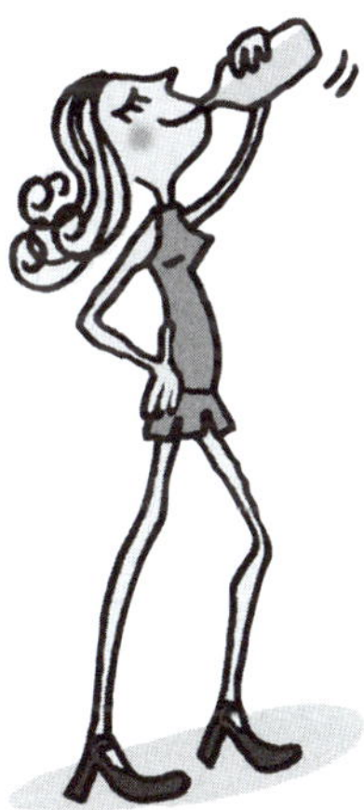

Vous vous sentez déprimée sans trop savoir pourquoi ?

Sautes d'humeur, dépression et coups de cafard : tout le monde connaît ça, qu'on soit ou non paresseuse. Mais, bien sûr, quand on mène une vie de patachon, quand on manque de sommeil et quand on néglige son alimentation, alors le problème ne peut aller qu'en s'aggravant.

Si vous vous sentez déprimée sans savoir vraiment pourquoi, ce chapitre est pour vous, il va vraiment vous aider. Nul besoin de passer des heures en thérapie, d'entamer une auto-analyse ou de courir après les fameuses pilules du bonheur.

Passez en revue ce qui ne va pas

Le syndrome prémenstruel

En général, le syndrome prémenstruel se manifeste de cinq à dix jours avant les règles, parfois même plus tôt. Les principaux symptômes sont :

- la tristesse ;
- les compulsions alimentaires ;
- les troubles de l'humeur ;
- la déprime ;
- les ballonnements ;
- les seins douloureux ;
- l'irritabilité ;

- la prise de poids ;
- les maux de tête ;
- l'insomnie et le manque de concentration ;
- la colère.

Si le syndrome prémenstruel sévit à tout âge, il est toutefois plus courant entre 25 et 40 ans ; par ailleurs, il touche deux fois plus les femmes dont la mère en a souffert. Selon les dernières statistiques, 80 % des femmes sont sujettes au syndrome prémenstruel. L'intensité et la diversité des symptômes – on en dénombre 150... – varient d'un cycle à l'autre, mais le syndrome prémenstruel se définit par cinq symptômes au moins.

Le syndrome prémenstruel fait l'objet de nombreuses théories. Une chose est sûre : c'est qu'il est provoqué par des fluctuations hormonales, avec trop d'œstrogènes et trop peu de progestérone.

En ce qui concerne les aspects affectifs – syndrome prémenstruel ou non –, les problèmes de l'existence sont ce qu'ils sont, et vous parvenez ou non à les affronter. Ainsi, certaines personnes révèlent une tendance à sombrer dans des difficultés relationnelles, des soucis d'argent ou des questionnements sur leur image corporelle.

J'ai une très bonne nouvelle pour vous : il est tout à fait possible de lutter contre le syndrome prémenstruel, et ça marche.

Contre les ballonnements... tout d'abord, ne vous énervez pas. Il est normal que l'organisme stocke du liquide afin d'éviter la déshydratation au moment des règles. Pour réduire la rétention d'eau pendant la période qui précède les règles, diminuez votre consommation de sel, de boissons caféinées et d'alcool.

Contre la prise de poids... ensuite, restez calme. Ne vous inquiétez pas : cela est dû à un excès de liquide, qui disparaîtra en même temps que les règles. De plus, trop manger ne vous fera même pas grossir, car votre organisme a besoin de cet apport énergétique supplémentaire pour traverser la période des règles (voir ci-dessous).

Contre les compulsions alimentaires... surtout, ne vous affamez pas. Pendant la période précédant les règles, vous avez besoin de 500 calories de plus.

Contre les déprimes légères à modérées... mais oui, essayez donc le sport et les suppléments vitaminiques. Ainsi, la vitamine B6, le calcium et le magnésium améliorent l'humeur. Mais soyez patiente, le résultat n'est pas instantané, une cure de vitamines pendant trois mois est nécessaire.

Contre les déprimes modérées et le syndrome prémenstruel... eh bien, prenez la pilule. Elle est efficace dans ces cas-là.

Contre les déprimes graves et le syndrome prémenstruel... attention, faites-vous prescrire un antidépresseur. Il augmente le taux de sérotonine, trop bas chez les femmes qui souffrent du syndrome prémenstruel, et aide donc à retrouver le moral.

« Pleurez un bon coup. Il paraît que ça soulage. »

Contre l'irritabilité et le stress... de nouveau, faites du sport. L'activité physique augmente la production d'endorphines, les hormones du bien-être, réduit les crampes abdominales et soulage les articulations douloureuses.

Contre la tristesse... pourquoi pas, pleurez un bon coup. Il paraît que ça soulage.

Contre la sensibilité des seins... c'est une idée, portez un soutien-gorge d'une taille au-dessus. C'est un remède plus efficace qu'on ne croit.

Contre les envies de chocolat… oh non, ne résistez pas. Même si cela ne vous aidera pas, au moins c'est bon.

Contre le syndrome prémenstruel en général… alors, consommez davantage de calcium. Plusieurs études montrent que le calcium réduit le syndrome prémenstruel de moitié.

Les hormones

Tantôt heureuse et insouciante, tantôt fatiguée et déprimée ? Ce sont vos deux hormones sexuelles qui vous jouent des tours, à savoir les œstrogènes et la progestérone.

Les œstrogènes provoquent l'œstrus, la phase du cycle menstruel pendant laquelle a lieu l'ovulation ; ce sont eux qui vous mettent dans tous vos états – sur le plan sexuel –, ils sont vifs et font tout pour attirer votre attention. Quant à la progestérone, elle est sécrétée après l'ovulation et prépare l'utérus à l'implantation de l'œuf ; cette hormone est la petite sœur lunatique et contrariante, avide d'éteindre les feux de la passion et de gâcher votre plaisir.

Si vous vous sentez bizarre, déprimée, ballonnée, sentimentale et un peu folle, ou si, dans la journée, vous vous ennuyez tout simplement à mourir, il y a de fortes chances pour que les responsables soient vos hormones.

Pour vous aider à affronter ces moments difficiles, comprenez ce qui se passe pendant votre cycle :

Du 1er au 7e jour (à partir du début des règles) : sans doute êtes-vous détendue, calme, heureuse. Ces sentiments sont dus à la production par l'hypophyse d'une hormone folliculo-stimulante qui, comme son nom l'indique, stimule les ovaires. Cela signifie que votre niveau de stress est au plus bas et qu'à l'opposé votre niveau de concentration est au plus haut.

Du 7e au 14e jour : vous plongez la tête la première dans la tempête de l'ovulation. Vous êtes au sommet – sexuel – de votre cycle, vous vous sentez attirante, sensuelle.

Du 14e au 21e jour : voici le début de la production d'une hormone appelée « lutéine », qui provoque l'ovulation et, dans le même temps, augmente la libido. Mais une fois l'ovulation terminée – cela dure deux jours environ –, le taux d'œstrogènes diminue ; le taux de progestérone commence alors à augmenter, réduisant presque à néant vos pulsions sexuelles et provoquant le syndrome prémenstruel.

Du 21e au 28e jour : c'est le syndrome prémenstruel. Les deux hormones sexuelles féminines ont presque disparu. Leur concentration est basse, et votre énergie s'est reportée sur d'autres parties de l'organisme. Bonne nouvelle : la testostérone, l'hormone mâle – nous en avons toutes une petite quantité –, fait une timide apparition. Couplée avec le niveau décroissant d'œstrogènes, cette apparition vous donne un regain de désir sexuel – et des orgasmes intenses.

L'anémie

L'anémie résulte d'un déficit de production d'hémoglobine, une protéine qui transporte l'oxygène dans le sang vers les cellules et les différents tissus. Elle se traduit par une baisse d'énergie, par de la fatigue, de la dépression et de l'irritabilité. Les symptômes vont jusqu'à l'épuisement, la nausée, l'évanouissement, l'apathie, la colère, une difficulté croissante à se concentrer et l'intolérance au froid.

Près de 20 % des femmes sont susceptibles d'être anémiques car :

- leur nourriture n'est pas assez riche en fer – que l'on trouve dans la viande rouge, la volaille, le poisson, les céréales, les fruits, les oléagineux et les légumineuses ;

- leur régime amaigrissant est trop sévère ;
- leurs règles sont très abondantes ;
- leur consommation d'alcool est trop élevée.

Laissez à votre médecin le soin de diagnostiquer une éventuelle anémie, car la fatigue et la dépression masquent souvent d'autres maladies. Ne pratiquez donc de votre propre initiative ni autodiagnostic ni supplémentation en fer. Une prise de sang décèlera ou non une carence en fer ; si c'est le cas, il vous sera prescrit du fer en comprimés ainsi qu'un régime alimentaire riche en fer.

L'hypoglycémie

L'hypoglycémie est caractérisée par des malaises dus à des baisses brutales du taux de sucre dans le sang (voir le chapitre 1). Votre manière de vous nourrir en est la cause. Les aliments incriminés sont bien sûr tous ceux que vous préférez : le chocolat, les sucres raffinés, le café, les plats cuisinés et les desserts bien sucrés. Mais rassurez-vous : la véritable hypoglycémie – la baisse du taux de sucre, ou glycémie – touche moins de 2 % de la population.

BON À SAVOIR

Si, dans l'après-midi, vous avez envie d'un en-cas, mangez une banane : elle stabilisera votre glycémie. En effet, la banane contient des sucres lents qui, comme leur nom l'indique, sont absorbés peu à peu, lentement, par l'organisme.

Faites-le pour vous :

- allez faire une prise de sang, qui permettra à votre médecin de diagnostiquer une éventuelle hypoglycémie ;

- mangez toutes les trois heures de petites quantités ;
- si vous avez un creux dans l'après-midi, choisissez des aliments qui contiennent des glucides complexes, ou sucres lents – par exemple, des bananes. Ils sont absorbés peu à peu par l'organisme, à l'opposé du chocolat qui, dans le sang, diffuse d'un seul coup une grande quantité de glucides simples, ou sucres rapides ;
- sachez qu'en mangeant des aliments très sucrés vous risquez de manquer de nutriments. En effet, certains nutriments sont responsables de la production des hormones et des neurotransmetteurs – les messagers des émotions depuis le cerveau jusqu'aux différentes parties de l'organisme. Des carences en calcium, en magnésium et en vitamines du groupe B, en particulier de vitamine B6, risquent de vous mener à la dépression.

La dépression saisonnière

Selon des estimations récentes, 10 % de la population souffre de dépression pendant la période hivernale : c'est ce qu'on appelle « la dépression saisonnière ». Selon les scientifiques, ce type de dépression est dû au manque de luminosité à cette période de l'année. En effet, la lumière joue un rôle important sur la production hormonale, en particulier la sérotonine et la dopamine qui contrôlent les centres de l'humeur. Le manque de luminosité affecte la production de ces hormones et a pour conséquences la dépression, la baisse d'énergie, un besoin croissant de dormir, une augmentation des envies de nourriture et de confort, et une diminution de la concentration.

Faites-le pour vous :

- passez plus de temps à l'extérieur afin de bénéficier de la lumière naturelle ; les symptômes mineurs disparaîtront peut-être ;

- essayez la thérapie par la lumière, appelée « luxothéraphie ou photothérapie ». Quelque 30 minutes par jour d'exposition à ce type de lumière artificielle améliore les symptômes dans 60 à 80 % des cas. Ces thérapies se pratiquent dans des instituts spécialisés ou à domicile si vous êtes prête à faire l'acquisition du matériel ;
- consultez votre médecin, qui vous conseillera une psychothérapie ou vous prescrira un antidépresseur.

Le syndrome du côlon irritable

Ballonnements, crampes, fatigue, baisse d'énergie : ça vous dit quelque chose ? Si oui, c'est que vous souffrez peut-être du syndrome du côlon irritable. Ces troubles de l'intestin sont fréquents ; on considère qu'un quart de la population en souffre, dont deux femmes sur trois âgées de 20 à 40 ans. Ce syndrome est un trouble des voies intestinales. En temps normal, les intestins expulsent les déchets vers le rectum par des contractions régulières, mais le manque de coordination de ces mouvements engendre parfois des crampes, des ballonnements, des gaz, de la constipation et des diarrhées. La cause exacte n'est pas connue, mais le stress est considéré comme un facteur déclenchant, soupçonné de provoquer des spasmes réactionnels chez les personnes fragiles des intestins.

Faites-le pour vous :

- apprenez à gérer votre stress. C'est la première chose à faire, car la relation entre le stress et l'irritation des intestins est établie. Combattez le stress en vous accordant 20 minutes par jour de détente, en faisant du sport 20 minutes trois fois par semaine, en prenant conscience de vos limites ;

- tenez un carnet alimentaire. En effet, une allergie alimentaire est peut-être la cause de votre problème, en particulier une intolérance au blé et aux produits laitiers. Le fait que les intestins ne parviennent pas à digérer certains aliments provoque des crampes abdominales, des ballonnements et des flatulences. Si vous pensez que l'origine de vos troubles est là, éliminez les aliments suspects pendant deux semaines, voyez ce qui se passe, puis réintroduisez-les en petites quantités. C'est plus facile à faire en tenant un carnet alimentaire ; vous pourrez ainsi noter quels aliments semblent être en cause et à quel moment de la journée. Un nutritionniste ou votre généraliste pourront ensuite vous prescrire un régime adapté ;
- prenez des médicaments. Si votre problème persiste, votre médecin vous prescrira des antispasmodiques, qui relaxent les intestins et calment les spasmes. Pour prévenir les gaz et les ballonnements, vous pouvez également prendre des capsules de menthe ; vous pouvez encore prendre des antidiarrhéiques ;
- faites des repas moins copieux et plus fréquents. Vous éviterez de surcharger vos intestins. Réduisez également les sucres, les graisses et les aliments contenant de l'amidon – le riz, le pain... ;
- pratiquez un sport. Une activité physique favorise la régularité des mouvements intestinaux et prévient les ballonnements.

Les candidoses

Les candidoses sont des mycoses provoquées par la prolifération d'une levure, présente naturellement dans les intestins et appelée *Candida albicans*. Chez une personne en bonne santé, le nombre de ces micro-organismes est soigneusement contrôlé et ne pose aucun problème particulier. Toutefois, quand le stress ou la fatigue affaiblissent le système immunitaire, le *Candida* risque de se multiplier de façon anormale. Cette énorme surcharge de levure bloque alors le processus de digestion, engendre de la fermentation et crée ce qu'on dénomme une « fuite intestinale » ; elle survient quand les toxines de l'intestin « fuient » dans le sang – ce qui cause toutes sortes de symptômes tels que la dépression, les ballonnements abdominaux, la fatigue, les vents, la constipation, la diarrhée, les problèmes de peau et le muguet récidivant.

Faites-le pour vous :

- consultez un spécialiste. Les candidoses sont diagnostiquées par tests biologiques. Si votre généraliste ne veut pas vous prescrire de contrôle – certains médecins ne considèrent pas les candidoses comme une maladie –, consultez un spécialiste qui établira son diagnostic en fonction de votre passé médical et d'un examen physique. S'il s'avère que vous avez une candidose, vous devrez prendre des médicaments antilevure et suivre un régime anticandida. Il s'agit de débarrasser votre organisme des champignons qui y prolifèrent à cause des sucres que vous consommez : il vous faudra renoncer à une certaine quantité de boissons et d'aliments sucrés, y compris le sucre sous toutes ses formes – par exemple, dans les fruits et l'alcool.

L'insomnie

Si vous êtes en permanence fatiguée, si vous vous réveillez difficilement le matin et si vous avez du mal à vous endormir le soir, sans doute vous sentez-vous également déprimée, irritable et tendue. Nous évaluons souvent mal à quel point le manque de sommeil affecte l'humeur et la qualité de vie. En moyenne, nous avons besoin de huit heures de sommeil. Un manque de sommeil régulier réduit la capacité à prendre des décisions, à exécuter un travail complexe et à raisonner.

De manière paradoxale, malgré l'épuisement, l'insomnie empêche de dormir. Elle touche une personne sur trois à n'importe quel moment de son existence ; en tant que femme, vous avez 1,3 fois plus de chances d'en souffrir. L'insomnie conduit à la dépression, affaiblit le système immunitaire, diminue le seuil de concentration et affecte le quotient intellectuel.

« On évalue mal à quel point le manque de sommeil affecte l'humeur. »

DORMEZ-VOUS SUFFISAMMENT ?

Vous reconnaissez-vous dans ce qui suit ?

- **Vous avez besoin de la sonnerie de votre réveil pour vous lever le matin.**
- **Vous vous endormez à 21 heures devant la télévision.**
- **Vous êtes encore fatiguée après huit heures de sommeil.**
- **Vous vous endormez dès que vous posez la tête sur l'oreiller.**
- **Vous avez parfois l'impression que vous allez vous écrouler sur votre bureau.**
- **Vous attendez avec impatience le moment de vous mettre au lit.**

Faites-le pour vous :

- allez vous coucher une demi-heure plus tôt ;
- ne regardez pas la télévision au lit. Cela maintient en éveil ;
- ne mangez pas d'aliments difficiles à digérer dans les deux heures qui précèdent le coucher. Ils vous empêcheront de dormir ;
- demandez-vous si vous êtes sensible à la caféine. Si c'est le cas, ne buvez ni café ni thé après 16 heures ;
- faites une sieste si nécessaire. Avant de partir de votre bureau, quand vous avez fini votre travail, une petite sieste de 10 minutes vous fera du bien. Vous avez puisé naturellement dans vos réserves énergétiques, vous avez besoin de récupérer ;

- consultez un médecin et parlez-lui des problèmes qui vous tracassent. Si, sans raison apparente, vous êtes insomniaque depuis plus de deux semaines, il est grand temps d'aller consulter.

Votre alimentation

Les problèmes de poids vous dépriment ? Eh bien, suivez un régime sans graisses et vous vous sentirez encore plus mal ! En effet, un tel régime provoque des dépressions chez les femmes qui ne consomment pas assez d'acides gras poly-insaturés – nommés ainsi par opposition aux acides gras saturés, qui se trouvent notamment dans la viande, le beurre et le fromage.

Les acides gras poly-insaturés, parmi lesquels les acides gras essentiels oméga-3 que l'on trouve dans le poisson et les huiles, protègent de la dépression. Plusieurs recherches montrent que l'augmentation du nombre de dépressions est liée à la diminution de la consommation de poisson (voir le chapitre 1 pour plus de détails sur les acides gras saturés et insaturés).

Faites-le pour vous :

- mangez des poissons gras tels que le saumon, le flétan, le thon, le maquereau, la truite, l'anguille et la sardine ;
- consommez des glucides avec modération (cinq à sept portions par jour). Cela évite les chutes de sérotonine.

Les ronflements

Ronfler comme une locomotive n'est pas une prérogative masculine ; quatre hommes pour une femme ronflent.

Les ronflements perturbent votre sommeil sans que vous vous en rendiez compte ; vous vous réveillez grognon sans savoir pourquoi. Par ailleurs, c'est très gênant. Même si vous en attribuez la responsabilité à l'air qui vibre sur votre glotte relâchée – vous savez, ce qui se trouve près de vos amygdales.

Faites-le pour vous :

- perdez du poids. Plus vous stockez de graisse autour de la gorge, plus votre palais est écrasé et obstrué pendant votre sommeil. Évitez l'alcool 4 heures au moins avant d'aller vous coucher. Car l'alcool abaisse la tonalité des cordes vocales. Résultat : vous ronflez encore plus fort ;
- ne fumez pas. Cela irrite les voies nasales et gêne la respiration ;
- ne dormez pas sur le dos. La langue bascule vers l'arrière et obstrue les voies respiratoires.

Les allergies

Les allergies ou les intolérances alimentaires provoquent des troubles de l'humeur et une baisse de tonus. Les allergies, c'est-à-dire une très grande réactivité à une substance quelconque, sont en augmentation : on estime que 40 % de la population est victime d'allergies et que cette proportion augmente de 5 % par an environ.

Les allergies alimentaires sont provoquées par une intolérance à un aliment donné ou à une partie d'un aliment. Les réactions allergiques provoquent des maux de tête, des crampes d'estomac et de la déprime.

À l'opposé des allergies qui provoquent une réaction spécifique, les intolérances alimentaires sont moins manifestes et donc plus difficiles à identifier ; c'est pourquoi certains médecins ne reconnaissent pas leur existence.

Faites-le pour vous :

Consultez votre médecin si vous avez l'un des symptômes suivants et n'attendez pas qu'ils s'aggravent :

- une crise de démangeaisons, proches de picotements d'aiguilles ;
- un évanouissement ;
- la bouche qui enfle ;
- la gorge qui gonfle ;
- des vomissements ;
- des crampes ;
- une diarrhée ;
- des picotements ou des fourmillements dans la bouche ou les lèvres ;
- un sentiment d'effroi ;
- un sentiment de désorientation ;
- une sensation de faiblesse et de flottement ;
- des signes d'asthme.

Les tests anti-allergiques sont pratiqués sous forme de tests cutanés ou de tests sanguins ; ils indiquent le degré de réactivité à une substance spécifique – ce qui donne une idée de la gravité de l'allergie. Le test de provocation par voie orale permet de connaître la quantité d'aliments qui engendre les symptômes ; par ailleurs, il est le seul à distinguer une sensibilisation – qui rend positifs les tests cutanés et sanguins – d'une véritable allergie alimentaire. Il doit être réalisé sous étroite surveillance médicale, dans un service hospitalier spécialisé.

Le diabète

Vous êtes de méchante humeur ? Vous êtes fatiguée, anormalement abattue ? Vous pensez à des signes de dépression ? au syndrome prémenstruel ? Pas si sûr. Car un diabète non diagnostiqué peut très bien provoquer les mêmes symptômes ; par ailleurs, le diabète accroît la soif et l'envie d'uriner. En France, il touche 2,2 millions de personnes ; il existe par ailleurs un grand nombre de diabétiques de type 2 méconnus, dont le chiffre pourrait atteindre 800 000.

Faites-le pour vous :

- demandez une prise de sang et une analyse d'urine à votre médecin.

La dépression

Il existe une raison de se sentir très mal : cela s'appelle « la dépression ». D'après les statistiques, une personne sur quatre souffre de dépression ; l'OMS, l'Organisation mondiale de la santé, évalue à 340 millions le nombre de personnes souffrant de dépression dans le monde. Hélas ! rien n'en protège : ni le fait d'être belle, riche et célèbre, ni le fait d'être amoureuse...

« Quelles que soient les causes d'une dépression, on en guérit dans 80 % des cas. »

LES SYMPTÔMES DE LA DÉPRESSION

Si vous vous sentez mal depuis deux semaines au moins, si vous avez trois des symptômes suivants au moins, vous faites une dépression :

- **Vous êtes toujours fatiguée.**
- **Vous ressentez du désarroi.**
- **Vous avez moins d'appétit.**

- **Vous avez peur, vous êtes en permanence angoissée.**
- **Vous êtes triste, au bord des larmes.**
- **Vous avez du mal à assumer le quotidien.**
- **Vous avez des problèmes de concentration.**
- **Vous ressentez de la culpabilité, vous menez une autocritique sévère.**
- **Vous n'avez aucune confiance en vous, aucune estime de vous-même.**
- **Vous souffrez d'insomnie.**
- **Vous avez des pensées négatives qui reviennent constamment.**
- **Vous vous sentez tout le temps mal.**
- **Vous avez des pensées suicidaires.**

J'ai une bonne nouvelle pour vous : quelles que soient les causes d'une dépression, on en guérit dans 80 % des cas. Il reste toutefois important de savoir qu'il n'existe pas de remède miracle mais une multitude de traitements. Le rôle de votre médecin consiste à vous aider à trouver celui qui vous convient.

1. Les antidépresseurs

Pour s'attaquer à votre dépression, des antidépresseurs vous seront très certainement prescrits. Une nouvelle catégorie d'antidépresseurs a pour action d'augmenter le taux de sérotonine, trop bas chez une personne dépressive. Toutefois, et à l'instar de tous les médicaments, ces antidépresseurs ne sont pas des pilules miracles : d'une part ils possèdent des effets secondaires – nausées, insomnie, bouche sèche et parfois baisse de la libido –, d'autre part ils n'apportent aucune solution à long terme. En effet, tout traitement antidépressif doit être pris pendant six mois maximum avec pour objectif de réduire suffisamment les symptômes pour qu'il soit possible d'envisager d'autres traitements tels que la psychothérapie.

2. Les médecines naturelles

Si vous préférez recourir aux médecines naturelles, dites également « parallèles, ou douces, ou alternatives » (acupuncture, auriculothérapie, homéopathie, ostéopathie, phytothérapie...), sachez toutefois qu'il est au préalable indispensable de consulter un praticien. Car certaines plantes et certains traitements homéopathiques révèlent des interactions importantes avec les médicaments allopathiques : par exemple, la pilule contraceptive, les antidépresseurs ou certains médicaments prescrits en cas de problèmes cardiaques. Ne vous méprenez pas : *naturel* ne signifie pas nécessairement « sans danger ».

Les médicaments à base de plantes n'ont pas d'autorisation de mise en vente sur le marché ; c'est pourquoi ils sont vendus sans ordonnance. Autrement dit : ils n'ont pas été testés de la manière la plus rigoureuse, leur efficacité n'a pas été scientifiquement prouvée, leur « réussite » relève donc avant tout de la croyance. Cela ne veut pas dire pour autant que des médecines alternatives telles que l'acupuncture ou la réflexologie sont inefficaces (voir le chapitre 8).

3. La psychothérapie

La psychothérapie s'attaque efficacement à la dépression, et son action est plus durable que celle des antidépresseurs. Il existe des centaines de thérapies différentes, mais toutes ont le même but : pour aller mieux, il faut parvenir à formuler ce qu'on ne pouvait pas dire jusque-là.

BON À SAVOIR

Se lancer de petits défis dans la vie quotidienne procure un sentiment d'accomplissement.

Associée ou succédant à la prise d'antidépresseurs, la psychothérapie est essentielle pour parvenir à une guérison et pour prévenir une récidive.

À côté de la psychanalyse se sont développées des pratiques plus brèves telles que les thérapies cognitives et comportementales. Prenez conseil auprès de votre généraliste ou auprès d'un médecin avec lequel vous vous sentez en confiance. La distinction entre psychanalyste, psychiatre et psychologue s'appuie sur des différences théoriques et sur une pluralité de modalités, parmi lesquelles la formation du praticien et le remboursement, ou le non-remboursement, par la Sécurité sociale. À vous de choisir.

VINGT-CINQ FAÇONS D'AVOIR L'HUMEUR AU BEAU FIXE

1. Faites semblant...

... d'être de bonne humeur : souriez, riez, pouffez, déchaînez-vous pendant 2 minutes. Faire semblant déclenche déjà des pensées positives, qui vous redonneront le moral.

2. Prenez des vitamines

Les vitamines B3 et B6 sont indispensables à la production de sérotonine. Quant au zinc, il équilibre les neurotransmetteurs et vous donne un coup de fouet.

3. Mettez de l'ordre dans vos placards

En mettant un peu d'ordre dans votre appartement, vous allez très vite vous sentir beaucoup mieux. Faites le vide dans vos placards, rangez vos tiroirs, jetez tous les magazines que vous avez accumulés au fil du temps, faites le ménage. Plus vous serez drastique, plus grands seront les bénéfices de cette opération. Considérez-la comme une véritable purge.

4. Faites une liste

Le matin, commencez par dresser la liste des trois choses que vous voudriez faire dans la journée. C'est bien connu : on se sent beaucoup plus heureux en accomplissant quelque chose. Peu importe que ce soit de petites choses.

5. Triomphez du syndrome prémenstruel

Pour vaincre le syndrome prémenstruel par une méthode naturelle, essayez les supplémentations à base de plantes, qui peuvent améliorer votre équilibre hormonal.

6. Payez vos factures

C'est prouvé : négliger de régler ce qui doit l'être en temps et en heure – par exemple, les factures – provoque une baisse d'énergie et crée une tension et une angoisse tout à fait superflues.

7. Tenez parole

Ne remettez pas les choses au lendemain et ne parlez pas de ce que vous n'avez pas l'intention de faire. Ne vous encombrez pas la vie pour rien.

8. Mangez pour bien dormir

Vous êtes encore éveillée à 2 heures du matin ? Allez donc vous faire un sandwich au jambon arrosé d'un verre de lait : le tryptophane que l'on trouve dans ces aliments est une substance indispensable au sommeil.

9. Allez vivre au bord de la mer

L'air marin, riche en bromures, et le bruit des vagues vous procureront une sensation de bien-être et un sommeil de plomb.

10. Prenez du kava kava

Si l'angoisse et le stress vous empêchent de dormir, essayez une plante, le kava kava, quatre heures avant d'aller vous coucher. Elle relaxe et fait dormir.

11. Ne passez pas vos week-ends au lit

Rester au lit ou tenter de compenser ses nuits blanches par une grasse matinée ne peut que déboussoler votre horloge interne. C'est la lumière qui remet les pendules de l'organisme à l'heure, pas le sommeil. Vous voulez faire une grasse matinée ? Sortez plutôt profiter du soleil dès votre réveil, ça vous donnera le moral.

12. Rigolez

Regardez votre film comique préféré. Le rire est aussi revigorant qu'une course à pied ; il relâche les tensions, détend les muscles et déclenche la production des endorphines, ces hormones du bonheur dont vous avez tellement besoin.

13. Arrêtez de vous plaindre

La meilleure façon de se sentir mal est de se lamenter en permanence. Parler de ses problèmes, cela fait du bien, c'est vrai. Mais à condition de chercher une solution, à condition de ne pas passer son temps à faire un drame pour tout et à ruminer ses idées noires.

14. Ne soyez pas perfectionniste

La perfection n'est pas de ce monde ; viser l'impossible est par conséquent une perte de temps. Ce qui rend heureux ? Être réaliste et être dans la norme !

15. Prenez du bon temps

Travaillez moins, ne vous inquiétez pas autant, sortez, prenez du bon temps... : vous serez moins déprimée, vous aurez davantage de contacts avec les autres et vous vous sentirez beaucoup mieux.

16. Acceptez ce que vous ne pouvez pas changer

Acceptez-vous comme vous êtes ; acceptez votre taille et la couleur de votre peau, le fait que vous n'ayez pas gagné au Loto, que vous n'ayez pas reçu le César de la meilleure actrice. Vous vous sentirez mieux, vous aurez plus confiance en l'avenir.

17. Apprenez à dire non

Ne faites pas de promesses que vous ne pourrez tenir. Si vous dites oui à tout, vous vous sentirez vite dépassée, vous serez constamment sur la sellette, en étant déprimée par l'idée que tout le monde compte sur vous, tout le temps.

18. Oubliez le passé

Ne pensez plus aux erreurs commises, aux petits amis douteux et à toutes les choses stupides que vous avez pu faire. Tirez-en plutôt des leçons. Ne vous laissez pas abattre, arrêtez de ressasser et allez de l'avant.

19. Ne jugez pas

Il est prouvé que les gens qui jugent les autres sont également très critiques à l'égard d'eux-mêmes. Ce n'est pas la peine de faire constamment votre autocritique : vous n'êtes ni bonne ni mauvaise, vous êtes tout simplement humaine.

20. Cassez un objet

Cassez une pile d'assiettes, c'est bon pour le physique et pour le moral. On dit qu'un tiers des gens qui souffrent d'hypertension artérielle ont une colère rentrée. En conclusion : exprimez votre colère haut et fort.

21. Faites quelque chose qui vous plaît vraiment

Les recherches sur le bonheur l'ont démontré : faire ce que l'on aime, que ce soit du lèche-vitrines ou du farniente, renforce le système immunitaire, soulage les tensions et augmente le niveau de sérotonine.

22. Posez davantage de questions

Cela peut sembler bizarre, mais faire preuve de curiosité permet de s'adapter plus facilement au changement, au stress et aux défis de l'existence. Cette attitude vous aidera aussi à vous concentrer sur des problèmes extérieurs et à vous décoller de votre petit moi.

23. Levez-vous

Vous êtes fatiguée ? déprimée ? Ne vous allongez pas, ce serait pire. Debout, vous serez plus éveillée, plus alerte et active, capable de résoudre vos difficultés ; un cerveau stimulé procure un bien-être général.

24. Faites votre auto-analyse au réveil

On est davantage portée à l'autocritique dans l'après-midi et le soir, quand notre activité cérébrale se ralentit, quand la fatigue se fait sentir. En d'autres termes, se poser des questions sur le sens de l'existence avant d'aller au lit, c'est très mauvais : ça rend encore plus négative, encore plus déprimée et triste.

25. Et pleurez un bon coup

Et alors, ça arrive aux meilleures d'entre nous d'avoir des jours de spleen, non ? Vous avez envie ou besoin de vous sentir déprimée ? Étendez-vous, pelotonnez-vous et pleurez franchement. Mais dites-vous bien que vous allez tout faire pour que demain soit un jour meilleur.

chapitre 6

Comment gérer votre stress sans piquer de crise de nerfs

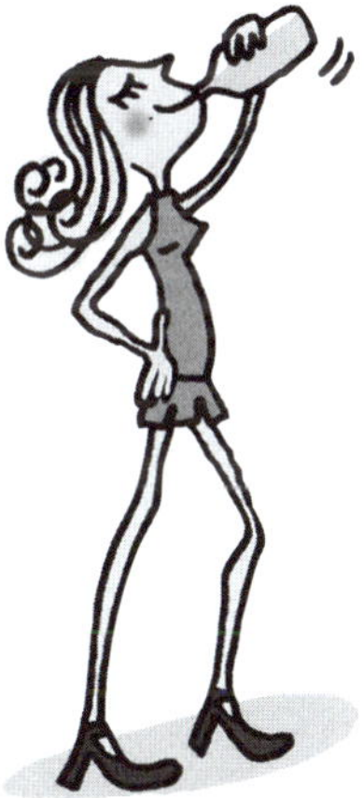

Vous êtes stressée et malheureuse ?

Qu'il naisse de vos relations privées, des rendez-vous avec votre banquier, de votre travail, de votre famille ou de vos amis, peu importe : il ne fait pas de doute que le fameux stress, pour employer un mot tellement à la mode, veut vraiment votre peau. Vous êtes fatiguée ? malheureuse ? Vous avez la migraine ? C'est le stress. Vous êtes insomniaque ? Vous en avez assez de votre petit ami et vous pleurez tout le temps ? C'est encore le stress. Vous buvez trop ? Vous mangez mal ? Vous fumez ? C'est sûr, vous feriez bien plus attention à votre santé si vous n'étiez pas aussi stressée, non ?

En lui-même, le stress n'est pas mauvais. Il constitue une réaction physiologique et psychologique normale, qui permet de faire face aux diverses situations de la vie quotidienne. Le stress motive : nous en avons toutes besoin pour ne pas rester à longueur de journée au fond du canapé ou pour affronter un danger physique. Sans stress, nous n'aurions pas le bon sens d'éviter une menace, nous n'aurions pas l'énergie d'aller passer un entretien ou un examen.

Quant au « mauvais » stress, il faut bien croire qu'il est, lui aussi, incontournable. Sans doute vous est-il déjà arrivé de travailler comme une forcenée, de voir votre petit ami en passe de vous quitter, de crouler sous les factures, d'avoir une voiture en panne, un relevé bancaire que vous n'osez même pas ouvrir ou encore des parents venant s'installer à votre domicile pour la semaine. Dans ces conditions, il est parfaitement normal que vous éprouviez l'envie de vous laisser aller, c'est-à-dire de boire du vin, de manger des pizzas et de vous affaler. Mais, le problème, c'est que le stress a bon dos : il sert souvent d'excuse pour ne pas prendre sa vie en main. Et le cercle vicieux se referme bientôt : vous prenez de mauvaises habitudes pour affronter le stress ; cela vous stresse encore plus ; cela vous conduit à adopter davantage de mauvaises habitudes ; et ainsi de suite. À la longue, vous y laissez votre santé, c'est sûr. Je pense que vous voyez bien ce que je veux dire.

Si vous êtes trop stressée et que vous ne faites rien pour diminuer ou gérer votre stress, vous allez vous sentir :

- fatiguée ;
- déprimée ;
- angoissée ;
- anxieuse ;
- triste ;
- désespérée ;
- malade ;
- toujours en colère ;
- amère ;
- hypersensible à la critique.

Si vous êtes dans un état de stress permanent, vous allez souffrir de toutes sortes de maux – par exemple :

- de la migraine ;
- des maux de tête ;
- des problèmes de peau ;
- des maux d'estomac ;
- de l'insomnie ;
- des règles irrégulières ;
- des bourdonnements d'oreilles ;

- des suées ;
- d'une boule dans la gorge ;
- des palpitations ;
- des tremblements ;
- des douleurs dans la poitrine ;
- des nausées ;
- des diarrhées ;
- des problèmes sexuels ;
- des évanouissements ;
- du torticolis ;
- du syndrome du côlon irritable.

Ce que l'on nomme « le stress »

« En lui-même, le stress n'est pas mauvais. »

Le stress n'est pas un mal imaginaire, c'est une réponse de l'organisme, du type « combattre ou fuir » – le *fight or flight* des Anglo-Saxons. Cette réponse se déclenche quand nous percevons un fait, un événement ou un individu comme potentiellement menaçant. Le cerveau libère alors des hormones, entre autres de l'adrénaline, qui se répandent dans le corps et envahissent le cœur, les poumons et les muscles en provoquant une réaction physiologique.

Les réponses de notre organisme à une situation menaçante sont les suivantes :

- notre cœur bat plus vite ;
- notre respiration s'accélère ;

- nos muscles se tendent et sont prêts à l'action ;
- notre acuité visuelle est plus grande ;
- notre estomac se noue ;
- nos pensées s'accélèrent ;
- nous commençons à transpirer.

Si nous sommes rarement dans une situation où il faut « combattre ou fuir », notre corps, quant à lui, reste, hélas ! en alerte, incapable de se détendre. La tension et l'angoisse restent prisonnières et s'accumulent un peu plus à chaque événement stressant, ce qui finit par provoquer divers problèmes.

Ce que votre peau veut vous dire

Vous n'avez pas conscience d'être stressée ? Pourtant, votre peau, elle, le sait très bien et l'exprime à sa manière, en faisant :

- de la rosacée (dermatose du visage, caractérisée notamment par des rougeurs), de l'eczéma et du psoriasis, maladies psychosomatiques bien connues ;
- de l'urticaire, des éruptions cutanées et des suées, des manifestations causées par une hyperactivité des glandes sudoripares et également liées au stress ;
- des pellicules, dues à une inflammation des follicules capillaires et provoquées par un état de tension ;
- de l'acné, car le stress accroît l'activité des glandes sébacées ;
- des cernes noirs sous les yeux, à cause du manque de sommeil et du manque d'irrigation sanguine de certaines parties des organes vitaux ;

- des rides situées sur le front, entre les sourcils et autour de la bouche, résultat courant de la tension et du stress.

Ce que vos cheveux veulent vous dire

Avoir des cheveux blancs

Bien qu'il n'existe aucune preuve scientifique, certains chercheurs pensent que, en cas de stress, le corps puise dans ses réserves de vitamines du groupe B. Un lien existe entre le déficit en vitamines du groupe B et les cheveux blancs : attendez-vous donc à voir vos cheveux perdre leur couleur.

Perdre ses cheveux

Nous possédons cent mille cheveux environ, et nous en perdons une petite centaine par jour. Si vous en perdez davantage, si votre peigne est plein de cheveux, peut-être est-ce dû au stress, car les maladies et les traumatismes ont des répercussions sur la pousse des cheveux. En effet, quand vous vivez un événement stressant, les cheveux arrêtent de pousser et tombent huit semaines plus tard. Ils repoussent fort heureusement, mais, si vous êtes inquiète, n'hésitez pas à consulter votre médecin ; il vous permettra d'éliminer d'autres facteurs pouvant entraîner la chute des cheveux – par exemple, une carence en fer.

Ce que votre ventre veut vous dire

Le stress provoque souvent des problèmes gastriques et intestinaux – par exemple :

- de la diarrhée, due à l'angoisse ;
- des douleurs abdominales, des crampes provoquées par une tension des muscles abdominaux ;

- de la constipation, due au syndrome du côlon irrité : les intestins deviennent un « organe-cible », dont les symptômes sont la diarrhée, les ballonnements, les gaz et la nausée ;
- des cycles menstruels irréguliers, car les soucis et le stress perturbent parfois la durée et la nature du cycle ;
- une boule dans la gorge ; le fait d'avoir du mal à avaler est souvent le signe d'un stress émotionnel.

Ce que votre esprit veut vous dire

1. Les maux de tête

Quand le mal de tête est dû à la tension nerveuse :

Où ? Le mal de tête agit comme une pression sur les deux tempes, tel un élastique serré autour de la tête.

Combien de temps ? Cela dure plusieurs heures.

Pourquoi ? Le mal de tête est dû à la dépression, à l'angoisse et à la tension des muscles du cuir chevelu, du visage et du cou.

Que faire ? Se masser le cuir chevelu, se faire masser régulièrement le dos et le cou pour éviter les contractions musculaires du cou et des épaules.

BON À SAVOIR

Fermez les yeux et pensez à un lieu favori. Imaginez-vous dans cet endroit, détendue et heureuse. À faire deux fois par jour, pendant 10 minutes, pour être calme et sereine.

Quand le mal de tête est localisé :

Où ? Il s'agit d'une douleur vive sur un côté de la tête, parfois derrière les yeux.

Combien de temps ? Cela va de quelques minutes à plusieurs heures. Le mal de tête arrive souvent au petit matin ou pendant la nuit.

Pourquoi ? Le mal de tête est dû à la déshydratation et au stress.

Que faire ? Évitez l'alcool, ne fumez pas, ne buvez ni thé ni café, ne sautez jamais de repas, car l'hypoglycémie provoque des maux de tête.

Quand le mal de tête est dû à une sinusite :

Où ? Il s'agit d'une pression et d'une congestion des deux côtés du nez, se traduisant par une douleur sourde.

Combien de temps ? Cela va de deux heures à deux jours.

Pourquoi ? Une pression anormale dans les sinus est provoquée par du stress, par un rhume, par la grippe ou par un environnement trop sec.

Que faire ? Prenez des goûtes nasales pour drainer les sinus.

Quand il s'agit d'une migraine :

Où ? Une migraine sévère se traduit par une douleur sur un côté de la tête, qui s'étend parfois dans le cou et derrière les yeux. La migraine risque de provoquer des nausées et des troubles de la vision.

Combien de temps ? Cela va de plusieurs heures à trois jours.

Pourquoi ? La dilatation et le rétrécissement des vaisseaux sanguins déclenchent la production d'une hormone : la sérotonine. Les signes avant-coureurs sont la fatigue, les compulsions alimentaires et les troubles de la vision. Les facteurs déclenchants sont le stress, le chocolat, les fromages à pâte dure, la caféine, le vin rouge et les agrumes.

Que faire ?

- Allongez-vous dans une pièce sombre, à l'abri de la lumière et du bruit.
- Repérez les facteurs déclenchants afin de les éviter dans l'avenir.
- Prenez les choses du bon côté ; dites-vous que la migraine est la façon dont votre corps vous alerte et vous signale ses limites.
- Mangez en petites quantités, multipliez les repas afin d'éviter une chute de la glycémie.
- Trouvez une méthode de relaxation – par exemple, le yoga ou la méditation.
- Essayez une médecine alternative – par exemple, l'acupuncture.

2. L'angoisse et les attaques de panique

Une femme sur vingt souffre d'angoisse et d'attaques de panique – qui sont des crises de très grande angoisse. Les facteurs déclenchants sont :

- un stress important ;
- une vie trépidante ;
- un état d'anxiété permanent ;
- une tendance au perfectionnisme ;
- des responsabilités accablantes ;
- des soucis ;
- l'alcool ;
- l'hypoglycémie.

On pense que les attaques de panique constituent une réponse de l'organisme à une tension et à une angoisse extrêmes, favorisées par un état de stress prolongé. Les attaques de panique sont un signal d'alarme qui révèle un état de tension permanent, fort dommageable sur les plans physique et psychologique.

LES SYMPTÔMES D'UNE ATTAQUE DE PANIQUE

Un stress permanent peut provoquer les symptômes suivants :

- **de la transpiration, une sensation de froid en cas d'événement imprévu ;**
- **de la claustrophobie dans les endroits bondés, chauds et bruyants ;**
- **des nausées et des étourdissements ;**
- **des palpitations ;**
- **une respiration haletante, comme si vous manquiez d'air ;**
- **des bourdonnements d'oreilles ;**
- **un sentiment irrationnel de catastrophe et de terreur ;**
- **des picotements dans le visage ;**
- **la peur de perdre le contrôle ;**
- **de la diarrhée.**

Les personnes victimes d'attaques de panique sont des personnes tendues, très exigeantes avec elles-mêmes, perfectionnistes et qui se bombardent en permanence de « Je devrais » et « Je dois ». Ce type d'attitude mène le plus souvent à cela :

- Votre travail, vos relations et vos amis vous épuisent nerveusement.
- Vous mangez et vous dormez mal.
- Vous avez constamment peur de ne pas pouvoir vous maîtriser.
- Vous avez l'impression que, si vous vous détendez, vous allez vous effondrer.

Les attaques de panique surviennent également lors d'un changement de vie important. Vous pouvez subir une attaque de panique à la suite d'un événement majeur, tels un déménagement, des dettes, une rupture sentimentale ou la mort d'une personne chère. Tous ces événements affectent votre capacité à affronter l'existence.

Faites-le pour vous :

- prenez conscience de ce qui provoque votre panique et apprenez à la contrôler ;
- faites de meilleurs choix de vie ;
- sachez que les attaques de panique ne sont pas mortelles, même si elles le paraissent ;
- prenez conscience que votre pensée contrôle vos sentiments et votre comportement ;
- réfléchissez à ce qui vous arrive : vous sentez-vous piégée, engluée ? avez-vous du mal à exprimer vos sentiments ?
- faites-vous aider par un psychothérapeute ;
- en cas d'attaques de panique, respirez à la fois par la bouche et par le nez dans vos mains placées en coupe ou dans un sac en papier ; faites-le pendant 10 minutes. L'augmentation du bioxyde de carbone dans le sang provoque une diminution des symptômes ;
- consultez votre médecin, qui vous prescrira des médicaments efficaces en cas d'attaques de panique ; ils réduiront l'angoisse.

BON À SAVOIR

En cas d'attaques de panique, respirez à la fois par la bouche et par le nez dans vos mains placées en coupe ou dans un sac en papier ; faites-le pendant 10 minutes. L'augmentation du taux de bioxyde de carbone dans le sang provoque une diminution des symptômes.

Ce que votre sommeil veut vous dire

Le stress est la cause principale de l'insomnie : non seulement le type de stress qui est assimilable à de l'anxiété, mais également celui qui est dû à une consommation excessive d'alcool ou à un mode de vie débridé. Si vous ne savez pas reconnaître vos propres limites, vous aurez du mal à affronter les problèmes de la vie quotidienne, vous verrez votre quotient intellectuel et votre niveau de concentration diminuer, vous ruinerez vos relations amoureuses et, pour finir, vous vous retrouverez en larmes dès le vendredi après-midi. La raison est simple : vous avez BESOIN de sommeil pour bien fonctionner.

Le sommeil est composé de phases. La première phase, qui dure de 90 à 100 minutes, correspond au sommeil premier, non paradoxal, indispensable pour reconstituer l'énergie après 16 à 17 heures de veille. Le sommeil paradoxal survient plus tard dans la nuit ; c'est une phase d'intense activité cérébrale, qui joue un rôle majeur dans le fonctionnement des fonctions sexuelles, des fonctions d'apprentissage et des performances générales. En supprimant l'une de ces phases, vous vous attirerez quelques ennuis.

Voici ce qui provoque l'insomnie :

- des phases de sommeil irrégulières ;
- des repas trop copieux ;
- une trop grande consommation d'alcool ;
- une trop grande consommation de café ;
- des soucis ;
- un manque de détente pendant la journée ;
- un mode de vie stressant.

Tous les spécialistes sont d'accord : un mode de vie responsable est le meilleur moyen d'éviter l'ensemble de ces désagréments, de bien dormir et de se réveiller en pleine forme. En d'autres termes, gérez votre stress, mangez correctement et accordez-vous une quantité de sommeil adéquate. Faites un essai et efforcez-vous de dormir 8 heures par nuit pendant une semaine : si vous vous réveillez fraîche et dispose, c'est la quantité de sommeil dont vous avez besoin. Sinon, diminuez ou augmentez d'une demi-heure, et observez ce qui se passe.

COMMENT PRÉSERVER UNE BONNE NUIT DE SOMMEIL

- **Ne regardez pas la télévision au lit : les films d'action ou les drames excitent le cerveau et empêchent de dormir.**
- **Si vous devez penser à vos problèmes, faites-le une heure avant d'aller vous coucher, puis détendez-vous en prenant un bon bain chaud.**
- **Si 20 minutes après vous être mise au lit vous ne parvenez toujours pas à dormir, levez-vous et faites autre chose jusqu'à ce que la fatigue se fasse sentir.**
- **Ne mangez pas d'aliments difficiles à digérer après 20 heures.**
- **Essayez les plantes – par exemple, une tisane à la valériane – qui favorisent le sommeil.**
- **Envisagez de consulter un médecin ou un psychothérapeute pour parler de vos problèmes.**

Contrôlez vos coups de stress

« Oubliez le café noir et la tablette de chocolat. »

Imaginez la scène : il est 15 heures, vous vous sentez fatiguée à cause d'un déjeuner un peu trop lourd et bien arrosé. Pire, votre patron vient juste de vous confier une énorme pile de dossiers, en suggérant que vous pourriez peut-être rester travailler tard. Votre meilleure copine vous téléphone, en pleurs, parce que son petit ami vient de la quitter. Votre mère vous appelle pour vous annoncer que votre chat a disparu. Pire encore, vous avez l'impression d'avoir grossi des cuisses depuis le petit-déjeuner. Vous avez dépensé toute votre paie le 5 du mois. Vous êtes stressée ? Vous avez besoin d'un remontant ? Oubliez le café noir et la tablette de chocolat. Voici quelques idées pour vous en sortir :

Respirez profondément

Quand on est stressé, la respiration a tendance à devenir moins profonde, superficielle ; le corps n'est donc pas assez oxygéné, le niveau d'énergie baisse et les bâillements ne tardent pas, destinés à capter de l'oxygène.

Pour retrouver une respiration profonde, sortez le ventre en inspirant, remplissez vos poumons, puis rentrez le ventre en expirant, tout en comptant jusqu'à 4. Recommencez l'opération huit fois : vous vous sentirez régénérée.

Accordez-vous une collation

Choisissez de préférence quelque chose qui donne de l'énergie pour éviter de faire monter et descendre votre glycémie. Mangez une banane, des noisettes, des carottes, voire une tartine beurrée en cas de nécessité absolue. Buvez une infusion, voire une tasse de café au lait si vous ne pouvez vraiment pas vous en passer.

Partez marcher

De préférence, sortez de votre bureau. L'air conditionné, les atmosphères confinées, l'humeur des collègues et les tensions diverses sabotent votre énergie et votre concentration. Allez marcher pendant 10 minutes et oubliez votre téléphone portable : vous vous sentirez tout de suite beaucoup mieux, plus calme et capable d'affronter vos ennuis.

Faites des priorités

Ne cédez pas à la panique et séparez les dossiers : dressez la liste de l'ensemble de vos problèmes, faites le tri entre ceux qui peuvent être résolus dans l'immédiat, ceux qui peuvent attendre et ceux qui demandent à être traités sur le long terme. Ensuite, visualisez un endroit serein – même si cela ne correspond pas à votre état d'esprit du moment – en vous concentrant sur l'aspect paisible du lieu. C'est un excellent moyen pour se vider l'esprit, pour ralentir le rythme cardiaque, pour arrêter l'angoisse et trouver des solutions à son stress.

Combattez votre stress tranquillement et pour longtemps

Vous êtes une angoissée chronique ? Vous êtes toujours en colère, aigrie, inquiète ? Vous vous sentez en permanence coupable ? Si c'est le cas, vous affaiblissez votre système immunitaire, vous entravez votre fonctionnement psychique et, en deux mots, vous vous compliquez l'existence pour rien. Vous avez sérieusement besoin de savoir comment gérer et combattre votre stress.

Étape n° 1 : laissez tomber

Vivre en se demandant : « Et si... ceci, et si... cela ? », c'est un gaspillage d'énergie, de même que ressasser le passé ou s'angoisser pour l'avenir. Concentrez-vous sur l'instant, soyez plus extravertie, vivez le moment, arrêtez de trop penser.

Étape n° 2 : ne ravalez pas votre colère

Vous n'aimez pas les conflits ? Ce n'est pas une raison pour accepter tout ce qu'on vous fait subir. Défendez-vous, exprimez vos opinions et vos sentiments, sinon vous risquez de vous sentir déprimée, malheureuse et de vous laisser marcher sur les pieds. Pire, vous allez devenir une « passive-agressive », c'est-à-dire une personne trop passive pour formuler ce qui ne va pas, mais trop agressive pour vivre tranquillement, pinaillant sans arrêt, s'arrêtant sur des choses sans intérêt.

Étape n° 3 : sachez dire non

Ne vous chargez pas de responsabilités que vous ne pourrez pas assumer. En d'autres termes, dites : « NON ! » Trop de responsabilités donne le sentiment d'être toujours sur le point de craquer. Avant de dire oui à tout, demandez-vous si tel est bien votre désir et si vous dites oui parce que vous pensez que vous le DEVEZ.

Étape n° 4 : ne prenez pas les autres en charge

Arrêtez d'assumer les responsabilités des autres. Ce n'est pas votre faute si vos proches sont malheureux, pitoyables ou dans le besoin. Sachez les écouter, soyez une bonne amie, mais ne les laissez pas gouverner votre vie.

Étape n° 5 : mangez raisonnablement

En cas de stress, ne vous rabattez pas sur l'alcool, sur les cochonneries sucrées et grasses, sur le tabac. Qu'est-ce que cela va vous apporter ? Des troubles de l'humeur, de la fatigue, de la déprime, de l'anxiété et de la tension artérielle.

Étape n° 6 : apprenez à vous détendre

Se détendre, ce n'est pas partir au lit ou s'allonger sur le canapé. C'est au contraire quelque chose d'actif : s'accorder des loisirs, se faire masser, apprendre à méditer, consulter un psychothérapeute, faire du sport pour libérer toutes les tensions.

Étape n° 7 : faites-vous aider

Personne n'est surhumain : alors pourquoi assumer toute seule ? Cela n'est pas obligatoire. Et qu'allez-vous prouver ?

Étape n° 8 : menez la grande vie

On ne vit qu'une fois. Qu'est-ce que vous attendez donc ? Ne retombez pas dans votre état de paresseuse, vivez votre vie pleinement, arrêtez de mettre la pression pour travailler plus, gagner plus d'argent et faire tout ce qu'on vous dit de faire.

Étape n° 9 : soyez réaliste

Même les projets les mieux préparés peuvent rater. Si ça ne va pas comme vous le voulez, ce n'est donc pas la peine de vous mettre martel en tête ni de geindre sur l'injustice des choses. Acceptez la réalité telle qu'elle est, vous vous éviterez bien des soucis.

Étape n° 10 : essayez le yoga

Quand ça va mal, 80 % des gens ont tendance à ne pas respirer correctement. Pour apprendre à bien respirer, essayez un type d'exercice qui insiste précisément sur la respiration : le yoga, la gymnastique douce ou le taï chi chuan sont parfaits pour soulager le stress et libérer le corps des tensions et de l'anxiété.

Étape n° 11 : trouvez votre équilibre

Travailler sans arrêt, ne s'accorder aucun loisir stresse énormément. S'amuser en permanence, ne pas travailler du tout a le même effet, mais c'est une autre sorte de stress. Pour avoir moins de problèmes, trouvez le juste équilibre entre travail, loisirs, vie sociale et vie privée.

Étape n° 12 : un peu de légèreté

Ne prenez pas tout au sérieux. Vous serez alors surprise de constater combien vous allez vous sentir détendue et heureuse.

« Ne prenez pas tout au sérieux. »

VINGT-CINQ FAÇONS D'APPRIVOISER LE STRESS

1. Prenez un bain chaud

Détendez-vous dans un bon bain chaud pendant 10 minutes. Ça détend les muscles, ça libère l'anxiété et, en dilatant les vaisseaux, ça fait baisser la tension artérielle.

2. Placez de la glace sur votre tête

C'est un excellent moyen de soulager les maux de tête et les tensions. Placez de la glace dans une serviette, appliquez-la sur le front ou à la base du cou, et détendez-vous.

3. Remplissez vos poumons

Pour vous relaxer, inspirez très profondément et comptez jusqu'à 10 avant de relâcher votre respiration.

4. Visualisez votre chemin vers la paix intérieure

Pensez à votre endroit préféré, fermez les yeux et imaginez-vous en ce lieu, détendue, apaisée, heureuse. À faire deux fois par jour, pendant 10 minutes, dans le bus, allongée par terre ou au bureau.

5. Soyez créative

Un excès ou un manque de stress produit le même effet. Car le manque de stimulation déprime et confère un sentiment d'isolement et de solitude. Plongez-vous dans une activité qui fait appel à votre créativité.

6. Faites-vous masser

Un massage soulage le stress, en particulier quand on croule sous les responsabilités. Un bon massage libère les tensions, apaise l'anxiété, relaxe et ralentit le rythme cardiaque.

7. Allongez-vous sur le canapé

Un bon moyen de gérer son stress, c'est de faire une pause de 10 à 30 minutes. Pour recharger vos batteries et affronter les problèmes de la vie quotidienne, débranchez votre téléphone et allongez-vous.

8. Sortez

On a souvent besoin de prendre du recul. Quelque 20 minutes d'air frais et de soleil vous aideront à mieux respirer, à vous détendre et à vous régénérer.

9. Prenez des vacances

Selon une étude américaine, ne pas prendre de vacances pendant deux ans favorise les maladies liées au stress et conduit au bord de l'épuisement. L'idéal est de partir et de se reposer tous les quatre mois.

10. Vivez dans le présent (mais pensez au lendemain)

Non seulement c'est plus agréable mais cela permet d'être plus efficace et de relativiser.

11. Ne dramatisez pas

Plus vous dramatisez vos problèmes et vos déboires passés, plus vous les ressassez. Tirez des leçons mais n'en faites pas un fromage…

12. Faites l'amour

Faire l'amour détend et procure un sommeil réparateur ; cela est dû aux endorphines produites par les stimulations sexuelles.

13. Ne soyez pas dépendante de la technique

Les courriers électroniques sur Internet, les SMS sur téléphone mobile, les télécopies, les messages sur répondeur… c'est très bien pour garder le contact, mais c'est beaucoup moins bien si ça tourne à l'obsession.

14. Consultez un spécialiste

C'est indispensable si vous êtes au bord du désespoir, si vous pleurez tous les jours, si vous souffrez d'attaques de panique. Cherchez un psychothérapeute qui vous aidera à surmonter votre stress et à consolider votre existence.

15. Une fois par mois, faites quelque chose d'intimidant

Inscrivez-vous à un cours de gymnastique, faites du patin à roulettes, dansez la salsa, demandez à quelqu'un de sortir avec vous... C'est très bon pour augmenter votre confiance en vous, votre estime de vous-même, c'est parfait pour relativiser vos problèmes.

16. Accordez-vous une pause

Bon, d'accord, vous n'êtes peut-être pas la femme la plus en forme, la plus mince et la plus intelligente... mais qu'est-ce que ça peut faire ? De toutes les façons, vous n'avez pas à l'être ! Alors faites une pause, soyez moins exigeante avec vous-même.

17. Adoptez une stratégie

Afin de ne pas vous laisser submerger par vos problèmes, dressez la liste des dix choses que vous attendez de la vie : acquérir une maison, devenir mince, sortir davantage, prendre des vacances, rencontrer quelqu'un de bien... Puis imaginez une stratégie pour y parvenir et commencez à vous en donner les moyens.

18. Soyez plus sociable

Et tout particulièrement quand vous vous sentez déprimée. Riez, détendez-vous, débarrassez-vous de ce qui vous pèse. Avec des amis compréhensifs, au moins vous oublierez vos problèmes jusqu'au lendemain.

19. Dites ce que vous pensez

Le meilleur moyen de se stresser est de dire : « Ça va » quand ça ne va pas. Pour éviter d'être débordée par le stress, exprimez-vous, défendez vos convictions.

20. Prenez votre santé en main

Vous préoccuper de votre santé vous rendra non seulement plus heureuse mais améliorera également votre image corporelle et votre estime de vous-même.

21. Faites un câlin à quelqu'un (ou à quelque chose)

Les câlins et les caresses relaxent et procurent du bien-être.

22. Arrêtez de ressasser

C'est bizarre, mais c'est vrai : ressasser des événements stressants n'aide pas à se sentir mieux, tout au contraire. Plutôt que de revivre vos problèmes, mettez-les par écrit, déchirez le papier en petits morceaux et jetez-les à la poubelle. C'est symbolique mais c'est efficace.

23. Parlez

Les problèmes et le stress, c'est bien mieux à l'extérieur qu'à l'intérieur.

24. Reposez-vous pendant le week-end

Écoutez votre mère quand elle vous dit que vous brûlez la chandelle par les deux bouts.

25. Et soyez réaliste

Le but n'est pas de mener une existence sans stress mais de mieux le gérer.

chapitre 7

Comment soigner votre apparence sans en faire une obsession

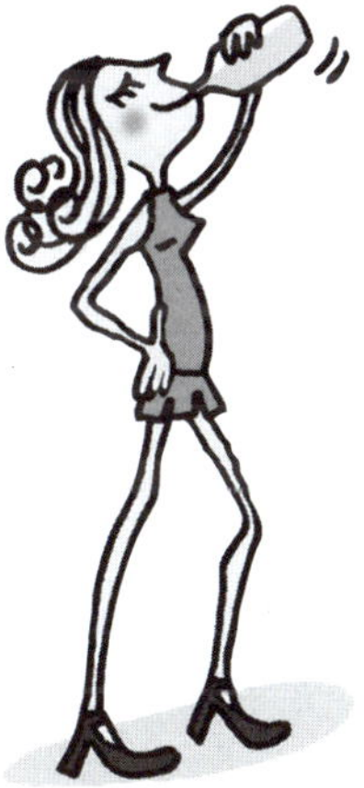

Soigner votre apparence, ce n'est pas votre genre ?

Votre visage, c'est votre capital, dit-on souvent. Mais il ne le restera pas longtemps si vous menez une vie de patachon, car à 25 ans vous en paraîtrez bientôt 40. Utilisez de la crème solaire, faites des nettoyages de peau, prenez des crèmes hydratantes, ne pressez jamais vos boutons et buvez des hectolitres d'eau : tout cela, ce n'est pas votre genre ? C'est que vous ne jetez jamais un regard dans la glace, que l'âge et les mauvaises habitudes n'ont pas encore fait de ravages ou bien que vous avez des prédispositions génétiques exceptionnelles...

J'ai une mauvaise nouvelle : votre mode de vie va marquer votre visage beaucoup plus vite que vous ne le pensez. Mais j'ai aussi une bonne nouvelle : rassurez-vous, nul besoin de recourir à la chirurgie esthétique ou de vous ruiner dans des produits de beauté, car il existe mille façons de combattre les signes du vieillissement et d'améliorer son apparence sans pour autant en faire une obsession. Plutôt que d'être obnubilée par votre silhouette, plutôt que de dépenser votre paie dans les cosmétiques, adoptez donc un mode de vie plus sain : c'est un produit de beauté très naturel.

Qu'est-ce qui vous fait vieillir ?

S'il est vrai que le vieillissement est en grande partie déterminé par des facteurs génétiques et biologiques, une vie de paresseuse n'arrange pas les choses, loin de là. Voici pourquoi...

Votre niveau de stress

Le stress provoque de l'hypertension artérielle ; c'est aussi un facteur de risque de maladies cardiovasculaires ; il donne enfin des rides. L'anxiété consomme les nutriments vitaux et ralentit le renouvellement des cellules de l'organisme.

Votre exposition au soleil

Il a été prouvé que le vieillissement de la peau est dû, dans 95 % des cas, à l'exposition au rayonnement solaire. Plusieurs études montrent que les hommes sont ridés plus rapidement que les femmes, car ils rechignent à utiliser une crème solaire. Suivez leur exemple et il vous arrivera la même chose.

Votre alimentation

Après 30 ans, il n'est plus possible de mener une vie exclusivement sédentaire et de se nourrir n'importe comment. Mangez des cochonneries sucrées et grasses toute la journée et, à 45 ans, voici ce qui vous attend : une perte musculaire, de l'ostéoporose, une fatigue générale et une multitude de maladies liées à l'âge telles que l'artériosclérose – le durcissement des artères.

Votre poids

À partir de 30 ans, le métabolisme se ralentit et les muscles fondent. En règle générale, les femmes prennent 5 kg environ entre 35 et 45 ans, et 1 kg supplémentaire entre 45 et 55 ans. Le seul remède est de manger mieux et de bouger plus.

Quelques principes pour rester jeune et belle

Nourrissez votre peau

Pour avoir une belle peau, il faut avant tout bien la nourrir. Certaines vitamines stimulent et régénèrent les cellules du tissu cutané : par exemple, les vitamines A, C et E, qui possèdent des propriétés antioxydantes.

La vitamine A est indispensable au fonctionnement général de l'organisme, ainsi qu'à la qualité de la peau, des ongles et des dents en particulier. Les principales sources de vitamine A sont les carottes, les poissons gras, le lait non écrémé, le beurre, les œufs, le foie, les légumes verts et les fruits de couleur jaune et orange.

La vitamine C favorise la production de collagène ; ce mécanisme de soutien de la peau est si important que, sans collagène, vos joues s'effondreraient littéralement... Les principales sources de vitamine C sont les légumes verts, les crudités et les fruits tels que les kiwis, les fraises, les mangues, les agrumes et les fruits rouges.

La vitamine E renforce les fibres musculaires et améliore l'élasticité de la peau. Voilà un nutriment indispensable pour que vos joues conservent leur aspect rebondi. La vitamine E se trouve notamment dans les huiles végétales, les oléagineux tels que les noisettes et les amandes, le germe de blé, les choux verts et les épinards.

Jolie peau et idées fausses

Idée fausse : ne pas se démaquiller le soir est mauvais pour la peau.

Oui, nous sommes d'accord : c'est mauvais pour vos draps et ce n'est pas du meilleur effet le lendemain matin, mais ce n'est pas non plus la pire chose que vous puissiez faire subir à votre peau. Après tout, vous avez bien porté ce maquillage toute la journée, non ? Et votre peau ne connaît pas l'heure du coucher, non ? En conclusion : le maquillage n'abîme pas la peau. Mais, bien sûr, si, le lendemain matin, vous vous maquillez de nouveau sans avoir nettoyé votre visage, vous aurez à coup sûr des boutons.

Idée fausse : il est important de purifier, de tonifier et d'hydrater sa peau.

Cette véritable loi de beauté constitue avant tout une rumeur lancée par les fabricants de cosmétiques afin de vous faire consommer plus. En vérité, nombreuses sont les femmes qui s'en passent très bien. Car une chose est sûre : on ne régénère pas sa peau de l'extérieur ; les produits de beauté ne font que polir la peau et la rendre rutilante, un point c'est tout.

« On ne régénère pas sa peau de l'extérieur. »

Idée fausse : les crèmes réhydratent la peau.

C'est absolument faux. Si vous avez la peau déshydratée, c'est que vous êtes, d'une manière générale, déshydratée. Aucune crème, si coûteuse soit-elle, n'hydrate la peau. La seule et unique façon d'améliorer l'aspect de votre peau est de boire beaucoup.

Idée fausse : les crèmes antirides sont efficaces.

Rien ne peut venir à bout des rides, excepté la chirurgie esthétique. Les crèmes soi-disant très efficaces ne font que regonfler la peau ; les rides disparaissent alors momentanément.

Idée fausse : les rides peuvent être évitées.

Hélas, non ! En vieillissant, votre peau devient plus fine, et les tissus cutanés se détendent naturellement et s'affaissent. Toutes activités telles que froncer les sourcils, fumer, plisser les yeux devant le soleil et rire – hélas, oui ! – donnent des rides. Mais un facteur génétique entre en jeu : si vos parents sont ridés, vous le serez également. Cela vaut-il le coup de se casser la tête ? Non, car, quand vous serez ridée, vos amies le seront aussi.

Prenez soin de vos cheveux

De même que votre peau, vos cheveux sont les révélateurs de votre état de santé général. Une personne possède en moyenne 100 000 cheveux sur la tête et en perd entre 75 et 100 par jour : cela paraît beaucoup mais, rassurez-vous, en général ils repoussent. Si vous perdez vos cheveux, peut-être est-ce dû à votre mode de vie, car une mauvaise alimentation, un stress important et des problèmes hormonaux favorisent la chute des cheveux. J'ai une bonne nouvelle : vous n'êtes pas obligée d'arborer la chevelure mouvante et brillante que l'on voit dans les magazines. Suivez simplement les quelques conseils suivants :

- Ayez conscience de votre stress. Le stress chronique endommage les cheveux. En effet, sous l'effet du stress, les muscles du crâne se contractent, et des tensions au niveau du cuir chevelu apparaissent. Le stress aggrave également les problèmes préexistants tels que les cheveux secs, les cheveux gras et les pellicules.

- Évitez les traitements capillaires trop forts. Les traitements chimiques et les couleurs, ainsi que l'usage trop intense du séchoir, rendent les cheveux fourchus. Se sécher les cheveux au séchoir réduit d'un tiers leur humidité naturelle.
- Vous avez des cheveux blancs ? Les cheveux blanchissent quand ils perdent leur mélanine – le pigment qui teinte les cheveux. Si vous avez déjà des cheveux blancs, peut-être est-ce dû au stress ? Car un stress important bloque l'apport de sang et de nutriments qui, en temps normal, alimentent les follicules des cheveux. Les hommes comme les femmes peuvent blanchir prématurément quand la production de mélanine est perturbée : par exemple, en cas de maladie, de mauvaise nutrition ou bien de dépression.
- Faites une cure de vitamines. Pour avoir des cheveux sains et brillants, consommez des aliments riches en zinc (fromage, céréales, foie, viande), en vitamine A (laitages, œufs, foie, poisson, légumes verts, fruits) et en vitamines B5 et B8 (céréales, foie, lait, fromage, oléagineux, œufs, poisson), autant d'oligoéléments et de vitamines qui favorisent la repousse des cheveux.

Cheveux souples et idées fausses

Idée fausse : il faut se laver les cheveux tous les jours.

Non, il suffit de se laver les cheveux tous les deux ou trois jours seulement, voire moins. Se les laver trop souvent leur fait perdre leur lustre naturel.

Idée fausse : les cheveux n'ont pas besoin de protection solaire.

Si, ils en ont le plus grand besoin pour rester en bonne santé. Choisissez des shampooings ou des sprays qui contiennent un filtre UV ; et dans le doute, portez un chapeau. Après l'exposition au soleil, utilisez un conditionneur, un produit capillaire qui améliore l'aspect des cheveux.

Idée fausse : on ne doit pas se tirer les cheveux.

Si c'est un dérivatif au stress, non. En revanche, se masser le cuir chevelu en tirant doucement sur les cheveux pendant quelques minutes par jour, est très bon pour la circulation sanguine et favorise la repousse.

Adieu petits boutons

Il faut bien se rendre à l'évidence : l'acné, les boutons et autres pustules... – appelez-les comme vous voudrez – ne sont pas uniquement le fléau de l'adolescence. La tendance à avoir des boutons, surtout en période prémenstruelle, peut être liée à la production d'hormones mâles, les androgènes, qui contrôlent les glandes sébacées. En temps normal, nos minuscules glandes sébacées produisent suffisamment de sébum pour lubrifier la peau, pour lui assurer sa douceur et rendre les cheveux brillants. Toutefois, quand ces glandes produisent trop de sébum, l'excès provoque un engorgement des canaux folliculaires, les cellules mortes s'accumulent et bloquent les pores de la peau. L'obstruction des canaux engendre une inflammation bactérienne et un gonflement, qui se manifestent par des rougeurs et des boursouflures.

Si vous ne supportez plus l'état de votre peau, faites-vous prescrire un traitement anti-acnéique de deux mois. Vous devriez constater une amélioration notable, allant de 30 à 50 %. Sinon, changez de traitement.

BON À SAVOIR

L'acné nécessite un traitement de huit semaines au moins.

1. L'automédication

Pour traiter localement votre acné, vous pouvez acheter un antiseptique, le peroxyde de benzoyle, qui possède une action prépondérante sur le développement bactérien. Cependant, ce produit n'est pas à utiliser à la légère, car il présente des effets secondaires ; pendant le traitement, évitez notamment de vous exposer au soleil.

2. Les antibiotiques

Si vous avez des cicatrices dues aux lésions d'acné, mieux vaut prendre conseil auprès de votre médecin. Il vous proposera un traitement antibiotique ou un rétinoïde agissant sur la sécrétion de sébum. Les antibiotiques, en particulier ceux de la classe des tétracyclines et l'érythromycine, combattent les bactéries logées dans les boutons. Comme tous les antibiotiques, ces médicaments présentent des effets secondaires et des risques d'interactions médicamenteuses ; un usage abusif favorise l'émergence de germes multirésistants – qui résistent à de nombreux antibiotiques –, très difficiles à combattre.

Petits boutons et idées fausses

Idée fausse : il ne faut pas presser ses boutons.

Mieux vaut ne pas le faire en effet, excepté dans les cas désespérés. Pressez le bouton avec l'intérieur des doigts, entre deux mouchoirs en papier, non pas vers l'intérieur, mais du centre vers l'extérieur : ça fera éclater le bouton.

Idée fausse : le chocolat et les aliments gras donnent des boutons.

C'est un mensonge inventé par vos parents pour vous empêcher de manger toute la tablette de chocolat. Ce n'est pas ce que vous mangez qui vous donne des boutons – même si c'est du chocolat. Voilà une des plus grandes contrevérités qui soit.

Idée fausse : le soleil assèche les boutons.

Si le soleil peut assécher les boutons, l'effet reste provisoire. Les expositions prolongées au soleil dessèchent la peau et causent des dommages bien plus importants qu'aucun bouton n'en provoquera jamais.

Idée fausse : les impuretés de la peau provoquent des boutons.

Ce n'est pas vrai : les points noirs ne sont pas de la saleté mais du sébum qui a noirci à l'air.

Idée fausse : on peut se débarrasser d'un bouton avec du dentifrice.

Le fluor contenu dans le dentifrice n'a aucune chance de tuer les bactéries. Ce n'est même pas la peine d'essayer.

« Tout le monde peut avoir un cancer de la peau. »

Protégez-vous du soleil

C'est prouvé : pour la peau, un bain de soleil, c'est littéralement le baiser de la mort. Ce qui n'empêche pas une personne sur quatre de se faire rôtir, sans aucune protection, dès les premiers rayons du soleil. 70 % d'entre nous pensent encore qu'un teint hâlé est synonyme de bonne santé et 60 % attrapent des coups de soleil. Dans ces conditions, il n'est pas étonnant que le nombre de cancers de la peau soit en augmentation.

Si tout le monde peut avoir un cancer de la peau, vous êtes prédisposée si :

- vous avez la peau claire et des taches de rousseur ;
- vous prenez régulièrement des coups de soleil et vous vous exposez souvent ;
- vous avez les yeux clairs et des cheveux blonds ou roux ;
- vous n'utilisez pas de crème solaire ou bien une crème à l'indice de protection inférieur à 15 ;
- vous avez des antécédents de cancers de la peau dans votre famille – le risque augmente de 50 % si deux membres de votre famille proche ont eu un mélanome ;
- vous avez plus de cinq grains de beauté de 5 mm ou plus ;
- vous constatez l'apparition de nouveaux grains de beauté ;
- vous faites régulièrement des séances d'UV.

COMMENT VOUS PROTÉGER

Ce n'est pas la peine d'éviter entièrement le soleil, car c'est une source indispensable de vitamine D... Mais si vous êtes une adepte inconditionnelle du bronzage, protégez-vous de manière efficace.

- Utilisez toujours une crème solaire à l'indice de protection supérieur à 15. Du fait de la transpiration, appliquez-la 20 minutes avant l'exposition.
- Ne vous exposez pas entre 11 et 15 heures, quand le soleil est le plus chaud.
- Même une courte exposition au soleil est nocive. Mettez de la crème si vous sortez à l'heure du déjeuner.
- Protégez vos cheveux en utilisant une lotion capillaire filtrante et portez un chapeau pour ne pas prendre de coup de soleil sur le cuir chevelu.
- Mettez plus de crème sur le visage que sur le reste du corps.
- Remettez de la crème toutes les 2 à 3 heures, ou plus souvent si vous sentez que vous commencez à brûler.

- **Portez des vêtements amples en coton, un chapeau, des lunettes et une crème protectrice.**
- **Surveillez régulièrement l'état de votre peau : changement d'aspect de vos grains de beauté, apparition de nouveaux grains de beauté ou de tout bouton.**
- **Portez des lunettes, sinon votre vision se détériorera plus vite avec l'âge.**

Plein soleil et idées fausses

Idée fausse : se faire bronzer en cabine n'abîme pas la peau.

Vous espérez vraiment que les ultraviolets seront totalement inoffensifs ? Révisez vos classiques : car les UV que l'on prend en cabine sont deux fois plus forts que les UV que l'on prend sur la plage. De plus, et contrairement à la croyance populaire, les UVA ne sont pas sans danger : ils abîment la peau en détruisant les fibres de collagène et d'élastine, ils accélèrent le vieillissement et favorisent l'apparition de cancers. Une exposition de 30 minutes en cabine correspond à une journée entière sur la plage. La meilleure solution consiste à se rabattre sur les autobronzants.

Idée fausse : on est protégé avec un maquillage antisolaire et un T-shirt.

Un simple T-shirt correspond à une protection dont l'indice serait de 5 à 9 seulement ; vous avez donc besoin d'une protection complémentaire. Quant au maquillage, il est moins efficace qu'une crème, car vous l'avez appliqué en une couche plus fine. Par ailleurs, certains produits de maquillage protègent des UVB mais non des UVA.

Idée fausse : il faut mettre de la crème solaire une fois par jour seulement.

Vous avez besoin d'une nouvelle application toutes les 2 heures. Et n'espérez pas utiliser des crèmes à l'indice de plus en plus faible : en avançant dans la saison, la peau ne résiste pas mieux au soleil.

Idée fausse : on n'a pas besoin de crème si on reste à l'ombre.

De même que le sable, l'eau et le bitume du trottoir, un parasol réfléchit 85 % des rayons solaires. À l'ombre ou pas, n'oubliez donc jamais votre crème.

BON À SAVOIR

Si vous voulez bronzer en évitant de brûler et en limitant les risques, utilisez toujours une crème solaire.

Idée fausse : on n'a pas besoin de se protéger la peau si on habite dans le Nord.

La vérité, c'est que, par paresse, une personne sur cinq ne met pas de crème solaire. Selon des statistiques proprement effrayantes, les cas de mélanome malin sont en forte augmentation parmi les moins de 30 ans. Même par temps couvert, le soleil du Nord est aussi fort que celui qui brille partout ailleurs en Europe. Si vous pensez qu'il n'abîme pas la peau, vous vous trompez grandement.

Idée fausse : on n'a pas besoin de se protéger la peau si on travaille à l'intérieur.

Une étude américaine a montré qu'un employé moyen révèle une exposition solaire secondaire de 15 heures par semaine environ ; elle est due aux courses faites à l'extérieur, aux différents trajets et aux déjeuners pris au soleil. Pensez donc toujours à votre crème.

Idée fausse : le bronzage protège la peau.

C'est du fantasme pur, car tout changement de couleur de la peau est signe que la peau s'abîme. Si vous voulez bronzer en évitant de brûler et en limitant les risques, utilisez toujours une crème solaire.

Hydratez-vous

60 % des gens ne boivent pas assez d'eau, ne consommant que la moitié de ce qu'ils devraient. Le nombre de personnes déshydratées est donc important. Cela est très mauvais car, quand il a besoin d'hydratation, l'organisme puise dans ses propres réserves en eau. Ne pas réapprovisionner son corps en eau, c'est risquer d'avoir la peau sèche, d'avoir deux fois moins d'énergie et deux fois plus de cernes noirs sous les yeux.

L'eau hydrate l'organisme, protège le système nerveux et régule le fonctionnement des articulations, des yeux et de l'appareil digestif. Quant à la déshydratation, elle provoque des maux de tête violents, une baisse de la concentration, une mauvaise haleine, des troubles de l'humeur et une grande fatigue.

Faites-le pour vous :

- buvez avant d'avoir soif. Les récepteurs de la soif se manifestent seulement quand on est déshydraté. Pour savoir si vous buvez suffisamment, surveillez vos urines ; des urines foncées sont synonymes de déshydratation. Et plus elles sont foncées, plus vous devez boire. Si avaler 10 verres d'eau vous rebute, buvez un demi-verre toutes les heures ;
- pensez à boire davantage dans certaines circonstances – par exemple, en voyage. Les longs trajets en avion déshydratent, provoquant des maux de tête, de la constipation et diverses douleurs ;

- buvez deux verres d'eau pour chaque tasse de café et chaque verre de vin ;
- limitez votre consommation d'alcool – 1 mL d'alcool fait uriner 10 mL de liquide. L'alcool est diurétique, donc déshydrate beaucoup.

BUVEZ PLUS D'EAU ET...

- **L'état de votre peau s'améliorera.**
- **Vous aurez plus d'énergie.**
- **Vous perdrez du poids ; il est prouvé que, pour se donner un coup de fouet, on mange au lieu de boire.**
- **Votre système digestif fonctionnera mieux.**
- **Vous dormirez mieux.**
- **Vous aurez moins faim.**
- **Vos yeux seront plus brillants.**
- **Vous aurez moins de douleurs articulaires.**
- **Vous éviterez les calculs rénaux.**
- **Vous diminuerez vos risques de cancer du côlon.**

Eau plate et idées fausses

Idée fausse : vous n'avez pas besoin de boire de l'eau car vous buvez déjà autre chose.

Nous sommes d'accord : le thé, les jus de fruits et les jus de légumes contiennent de l'eau, et vous en consommez beaucoup. Mais vos besoins en eau vont bien au-delà, sans compter que le thé est diurétique ; vous perdez donc le bénéfice de ce que vous buvez.

Idée fausse : vous n'aimez pas le goût de l'eau.

L'eau n'a pas véritablement de goût. On peut donc en déduire que ce qui vous manque, c'est le goût chimique et sucré des sodas.

Veillez sur vos dents

Bonne nouvelle : la carie dentaire est en diminution, et 90 % d'entre nous peuvent espérer conserver leurs dents toute leur vie. Si les dentiers font de plus en plus partie du passé, il n'est toutefois pas si facile, en vieillissant, de garder une dentition éclatante ; les dents s'usent et jaunissent, car leur émail devient fin et translucide.

Peut-être vous moquez-vous de l'aspect de vos dents ? C'est dommage. Savez-vous qu'il risque d'avoir des effets néfastes sur votre existence comme sur votre carrière ? Quand on rencontre une personne nouvelle, on le regarde tout d'abord dans les yeux, puis on regarde ses dents. Si des dents blanches et régulières confèrent une impression de jeunesse et de beauté, quelle impression donnent donc des dents jaunies, tachées et inégales ?...

Ce qui jaunit les dents :

- la cigarette ;
- le vin rouge ;
- le café ;
- une mauvaise hygiène dentaire.

Bonne nouvelle pour les paresseuses : une bonne hygiène dentaire, c'est facile ; chez le dentiste, un détartrage dure 20 minutes. Les produits blanchissants constituent également une méthode très utile ; ils s'appliquent pendant trois semaines et leur effet peut aller jusqu'à sept années.

Pour avoir de belles gencives, roses et saines d'aspect – à l'opposé des gencives qui saignent et qui ne sentent pas très bon –, il est nécessaire de se brosser les dents deux fois par jour, de préférence avec une brosse électrique, d'utiliser un fil dentaire une fois par jour et de voir son dentiste deux fois par an.

Faites-le pour vous :

- brossez-vous les dents deux fois par jour ;
- utilisez un fil dentaire une fois par jour ;
- consultez votre dentiste deux fois par an.

Dents blanches et idées fausses

Idée fausse : les plombages ont une durée de vie illimitée.

Hélas, non ! Faites vérifier vos plombages d'enfance. Les fêlures peuvent causer des dégâts irréparables.

Idée fausse : les plombages blancs sont les meilleurs.

Vous pouvez faire remplacer vos plombages gris par des plombages blancs, c'est une question d'esthétique. Si les plombages blancs sont efficaces et durent longtemps, ils ne remplissent pas bien les cavités profondes.

Faites attention à vos ongles

Des ongles lisses et brillants sont un signe de bonne santé. Le plat de l'ongle, c'est-à-dire la plus grande partie de l'ongle, doit être rose, dur et non friable.

L'alimentation contribue à la bonne santé de vos ongles. Des carences en fer, en calcium et en zinc rendent les ongles mous et cassants.

D'autres facteurs sont à prendre en compte :

- une consommation excessive d'alcool prive votre organisme des nutriments indispensables à la santé des ongles ;
- les savons acides cassent et effritent vos ongles.

Faites-le pour vous :

- consommez davantage de laitages, de céréales, de légumes verts, de fruits secs, de poissons gras et de fruits de mer ;
- coupez-vous les ongles plutôt que de les ronger – cela les rend encore plus cassants.

Des ongles et une idée fausse

Idée fausse : les taches blanches révèlent une carence en calcium.

En réalité, des taches blanches apparaissent lorsque, pendant la pousse, l'ongle a été abîmé par des chocs ; 1/5 de l'ongle est situé sous la peau, à la base de la partie plate.

N'oubliez pas vos pieds

Vous voulez pouvoir montrer vos pieds ? Alors prenez-en soin. Podologues et pédicures se plaignent de ce que les pieds constituent la partie du corps la plus négligée, alors que c'est elle qui, au sens propre du terme, supporte tout le poids du corps.

Pour avoir de beaux pieds :

- marchez souvent pieds nus afin de faire travailler les vingt-six os et les vingt muscles qui constituent votre pied ;
- marchez en posant le talon avant les orteils ;
- aussi souvent que possible, portez des chaussures confortables. Deux femmes sur cinq avouent porter des chaussures inconfortables pour des raisons esthétiques. Pour un soir, cela passe encore, mais n'en faites pas une habitude, sinon vous risquez d'avoir des oignons, des corps et des ongles incarnés ;
- soignez vos pieds, en particulier si vous avez la peau sèche, craquelée et de drôles de démangeaisons. Peut-être souffrez-vous de ce qu'on appelle « le pied d'athlète », une infection bactérienne qui s'étend parfois. À traiter avec des crèmes vendues sans ordonnance ou avec de l'huile d'arbre à thé.

BON À SAVOIR

Marchez souvent pieds nus afin de faire travailler les vingt-six os et les vingt muscles qui constituent votre pied.

VINGT-CINQ FAÇONS DE RESTER JEUNE ET BELLE

1. Utilisez une crème solaire à indice de protection élevé

95 % du vieillissement cutané est dû aux rayons solaires. Les dermatologues recommandent de se protéger la peau en utilisant tous les jours une crème hydratante ainsi qu'une crème solaire, toutes deux à indice de protection élevé.

2. Faites de l'exercice

Les chercheurs appartenant à l'université de Yale l'ont prouvé : le sport retarde le vieillissement.

3. Prenez des antioxydants

Les radicaux libres – des molécules qui détruisent les cellules – favorisent le vieillissement et certaines pathologies telles que l'ostéoporose et les maladies cardiovasculaires. La production de ces molécules est due aux produits chimiques contenus dans l'alimentation et les boissons, au soleil, au tabac, à la pollution, à l'alcool et aux pesticides. Pour lutter contre les radicaux libres, prenez tous les jours des antioxydants.

4. Laissez vos cheveux s'exprimer

À l'instar des autres cellules de votre organisme, les cellules capillaires ont besoin d'un apport adéquat de nutriments pour être en pleine santé. Pour avoir de beaux cheveux, prenez du zinc, du fer et de la vitamine B12.

5. N'oubliez jamais le calcium

Les femmes ont besoin de 1 200 mg de calcium par jour. Les principales sources de calcium sont les produits laitiers, les céréales, et en particulier le son de blé, les poissons et les crustacés, les oléagineux, les fruits, les légumineuses et les légumes verts.

6. Faites l'amour plus souvent

Faire l'amour deux fois par semaine au moins réduit les risques de décès prématuré de 30 % environ.

7. Riez, riez et riez

Le rire augmente la production des cellules anti-infectieuses et anticancéreuses de 25 %.

8. Faites-vous de nouveaux amis

Une vie sociale intense allonge l'espérance de vie, diminue le stress et rend heureux.

9. Laissez-vous aller à pleurer

Une bonne crise de larmes, c'est très bon pour la peau et ça détend. De plus, ça fait travailler et ça relaxe les muscles du visage. En d'autres termes, pleurer rajeunit !

10. Ne brossez pas trop...

...vos dents et vos cheveux. Se brosser les dents de manière trop vigoureuse abîme les gencives, détruit l'éclat et la brillance de l'émail. Se brosser trop fort ou trop souvent les cheveux irrite les racines.

11. Évitez de froncer les sourcils

Si vos rides profondes sur le front, si le pli autour de la bouche et si les ridules autour des yeux ne sont pas dus au soleil, peut-être est-ce parce que vous froncez souvent les sourcils, sans vous en rendre compte ? Pour en avoir le cœur net, surveillez votre expression ; dès que vous vous apercevez que vous froncez les sourcils, détendez-vous en pratiquant l'exercice suivant, face au miroir : détendez vos muscles faciaux en expirant profondément tout en abaissant vos épaules ; vous verrez vos rides disparaître instantanément.

12. Soyez resplendissante

Même si vous vous sentez vraiment à bout, faites semblant d'être en pleine forme : vous paraîtrez plus jeune que votre âge et vous serez traitée en conséquence.

13. Soignez vos mains

Croyez-le ou non : la peau des mains, comme celle du visage, peut être abîmée par le soleil et par des conditions climatiques extrêmes. Pour garder des mains jeunes, qui ne trahiront pas votre âge, portez des gants en hiver et enduisez-les de crème solaire en été.

14. Respirez

En règle générale, on ne respire pas correctement, c'est-à-dire pas assez profondément et sans utiliser l'ensemble du diaphragme. On se sent alors léthargique, fatigué, et on bâille pour avoir davantage d'oxygène. Pour bien respirer, il faut sentir ses poumons se gonfler puis se vider doucement. Une bonne bouffée d'oxygène possède également un effet miraculeux sur votre peau.

15. Épilez-vous les sourcils

C'est connu : une épilation des sourcils vaut bien une opération de chirurgie esthétique, car elle souligne, agrandit et éclaircit les yeux – et coûte beaucoup moins cher. Aucun doute : avec des sourcils moins épais, vous serez plus attirante.

16. Usez largement de crème solaire

Vous n'avez pas envie de luire comme un ver, d'accord, mais pour vous protéger de manière efficace, ne lésinez pas sur la quantité : pour le visage, deux tiers d'une cuillerée à café au moins sont nécessaires. Pour l'étaler, ne frottez pas mais tapotez du bout des doigts, sinon vous risquez de tout enlever.

17. Flirtez

Afin de réveiller vos hormones du bien-être et du bonheur, accordez-vous un flirt, une fois par semaine au moins. Car le flirt combat la dépression, redonne confiance en soi et réconcilie avec son corps.

18. Ne vous inquiétez pas

Les soucis font vieillir, plus sûrement qu'un après-midi en plein soleil. Si vous voulez paraître plus jeune et être heureuse, soyez optimiste. Faites partie de celles qui pensent que le verre est à moitié plein et non à moitié vide.

19. Lancez-vous des défis

Avez-vous peur de vous laisser aller dans les domaines physique et psychologique ? Sans doute est-ce parce que vous avez besoin de vous lancer des défis. L'acquisition de nouvelles compétences rend intelligent. Alors allez-y.

20. Contrôlez votre santé

Des bilans de santé préventifs sont indispensables. Les contrôles à faire de manière régulière sont une prise de sang pour estimer l'état de santé général, une surveillance du taux de cholestérol, la prise de la tension artérielle et un frottis vaginal. Une fois par mois, examinez vous-même vos seins. En cas de rapports non protégés, faites un test pour dépister des maladies sexuellement transmissibles ainsi que le sida.

21. Protégez votre peau du soleil

Tandis que 8 % des rayons ultraviolets pénètrent dans la peau quand elle est sèche, 38 % d'entre eux pénètrent quand elle est mouillée. En d'autres termes : appliquez généreusement de la crème solaire non seulement avant mais également après chaque bain de mer.

22. Méfiez-vous des UV

S'exposer même brièvement cause autant de dommages que s'exposer longtemps. Évitez les heures chaudes, ne prenez pas systématiquement le soleil à l'heure du déjeuner.

23. Considérez-vous comme une personne saine

Si vous vous considérez comme une personne débordante d'énergie, d'une part vous serez sur la bonne voie, d'autre part vous finirez par le devenir.

24. Grignotez des légumes

Manger des légumes tous les jours ralentit le vieillissement de dix à quinze ans, cela a été prouvé. Cela ne vaut-il pas le coup de troquer votre paquet de chips contre des carottes ?

25. Et ne déprimez pas à chaque anniversaire

Peu importe votre âge. Restez active, vivez comme bon vous semble : voilà le secret du bonheur et de la santé.

chapitre 8

Petit glossaire de la santé

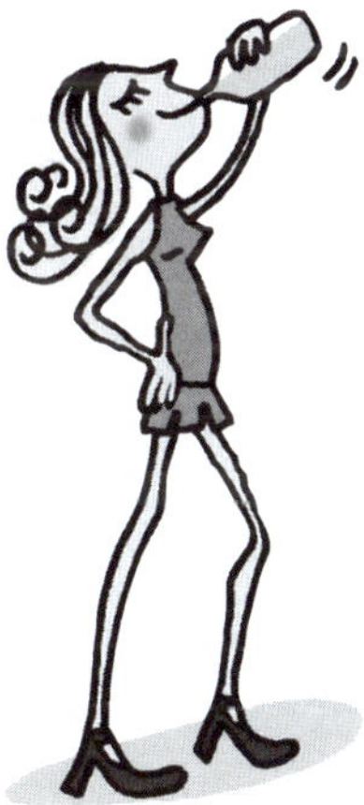

Comment devenir très savante en matière de santé sans même expérimenter ?

Parvenue à ce stade de votre lecture, vous êtes très certainement une femme en pleine forme et en bonne santé. À moins que vous n'ayez adopté une véritable stratégie de paresseuse : en n'ayant pas lu le quart de ce livre, en l'ayant parcouru au-dessus de l'épaule de quelqu'un, dans une librairie, en espérant vous en tirer à bon compte en ne lisant que ce chapitre...

Quoi qu'il en soit, vous êtes arrivée jusqu'ici, et sans doute serez-vous heureuse d'apprendre que vos efforts vont être récompensés. Étudiez bien ce chapitre, mémorisez-le, placez-en quelques bribes dans la conversation et personne ne prononcera plus jamais le mot « paresseuse » en votre présence.

À l'attention spéciale des lectrices très paresseuses, j'ai placé à chaque entrée de ce glossaire deux définitions : une définition technique et médicale, et une définition commentée accompagnée de quelques conseils.

Acupuncture

Ce que la science en pense : cette thérapeutique est utilisée depuis fort longtemps, en particulier en Chine, pour traiter divers maux et maladies. De très fines aiguilles stériles sont introduites sous la peau, en des points précis des tissus ou des organes, le long des passages d'énergie du corps – appelés « méridiens ». L'acupuncture augmente la production des antalgiques naturels de l'organisme et soulage la douleur ; son efficacité a été prouvée scientifiquement.

Ce que vous pouvez en penser : contrairement à ce que vous imaginez, avoir de petites aiguilles piquées sur le corps ne relève aucunement du cauchemar. Cela ne fait pas mal du tout et on ne saigne pas, car les aiguilles sont enfoncées peu profondément et dans des endroits précis, non douloureux.

C'est bon pour soigner les douleurs chroniques, le syndrome prémenstruel, la fatigue, les maladies de peau et les nausées.

Agriculture biologique

Ce que la science en pense : les aliments issus de l'agriculture biologique – légumes, fruits, produits laitiers, œufs, viande... – sont cultivés sans pesticides, sans engrais chimiques et sans modifications génétiques (voir *Organismes génétiquement modifiés*).

Ce que vous pouvez en penser : préservant l'environnement, l'agriculture biologique préserve également la qualité nutritionnelle des aliments. C'est donc meilleur pour la santé. Les produits biologiques sont aujourd'hui largement distribués ; on les trouve dans les supermarchés.

Alexander (technique)

Ce que la science en pense : mise au point par Frederick Matthias Alexander dans la première moitié du XXe siècle, la technique qui porte son nom vise à corriger nos postures – il s'agit d'apprendre à bien s'asseoir, à se tenir debout correctement et à se courber en utilisant sa colonne vertébrale d'une manière efficace. La technique Alexander améliore la manière de se tenir et soulage du mal de dos, des maux de tête, du stress, des problèmes respiratoires...

Ce que vous pouvez en penser : voici le meilleur moyen pour apprendre à marcher de façon sûre et élégante – et pour éviter de vous étaler de tout votre long...

C'est bon pour les femmes qui sont trop paresseuses pour se tenir correctement.

Antioxydants

Ce que la science en pense : les antioxydants luttent contre l'action néfaste des radicaux libres (voir à *R*) ; ils ralentissent le processus de vieillissement. Il faut donc veiller à en consommer en quantité suffisante. De nombreux antioxydants se trouvent dans les légumes et les fruits à haute teneur en vitamine C.

Ce que vous pouvez en penser : vous voyez, votre mère avait bien raison quand elle vous disait que les légumes, c'est bon pour la santé. Alors mangez-en ! Les légumes sont excellents pour leurs propriétés anticancer et antivieillissement.

Aromathérapie

Ce que la science en pense : utilisation médicale des huiles aromatiques, ou huiles essentielles. Issues de diverses plantes, des huiles essentielles – il en existe quatre cents au total – sont mélangées à une base huileuse et appliquées sur la peau. Cela est supposé posséder une action sur les enzymes de notre organisme et avoir un effet bénéfique, entre autres, sur le syndrome prémenstruel et l'hypertension artérielle.

Ce que vous pouvez en penser : nul doute que des huiles aromatiques peuvent tout guérir, de la piqûre de moustique au mal de tête.

Cellulite

Ce que la science en pense : ce gonflement du tissu conjonctif placé sous la peau donne un aspect « capitonné », en « peau d'orange ». La cellulite est avant tout due au mode de vie ; elle peut être réduite par une modification de l'alimentation, par la pratique d'un sport et par des massages.

Ce que vous pouvez en penser : cette vilaine « peau d'orange » s'installe sur les cuisses et sur les fesses. Voilà ce qui arrive quand on fait tout ce qu'on aime et non tout ce qu'il faudrait faire...

Choc toxique

Ce que la science en pense : le choc toxique est un empoisonnement du sang, rare et parfois mortel. Il est causé par une bactérie qui se trouve en temps normal dans l'organisme. La moitié des cas décrits – environ vingt par an – surviennent chez les femmes qui utilisent des tampons hygiéniques très absorbants. Par précaution, il faut changer souvent de tampon et toujours en mettre un nouveau pour la nuit et au réveil.

Ce que vous pouvez en penser : cette maladie est extrêmement rare. Le véritable risque de choc toxique était associé à une marque américaine de tampons vendue il y a plus de vingt ans. Toutefois, pour éliminer tout éventuel problème, changez vos tampons hygiéniques régulièrement et choisissez-les en fonction de l'intensité de vos règles.

BON À SAVOIR

Pour éviter le choc toxique, utilisez des tampons hygiéniques dont le pouvoir absorbant correspond à l'intensité de vos règles.

Cholestérol

Ce que la science en pense : le cholestérol est indispensable au bon fonctionnement de l'organisme, en particulier à l'équilibre hormonal et à la digestion. Toutefois, un taux élevé de cholestérol expose à de graves problèmes de santé et à des risques accrus de maladies cardiovasculaires. Avoir trop de cholestérol ne donne aucun symptôme ; une prise de sang est donc le seul moyen d'établir un diagnostic. Il est possible de faire baisser son taux de cholestérol en modifiant son alimentation, en contrôlant son poids et en suivant un traitement.

Ce que vous pouvez en penser : le cholestérol est un truc qui bouche les artères et qui conduit à l'infarctus. Pour ne pas mourir trop tôt, mangez sainement.

Décalage horaire

Ce que la science en pense : quand on traverse rapidement plusieurs fuseaux horaires, l'horloge interne de notre organisme se désynchronise. Ce phénomène engendre des troubles du sommeil et des problèmes gastriques, affecte les performances mentales et provoque fatigue et baisse d'énergie. Il faut plusieurs jours pour s'en remettre et pour retomber sur ses pieds.

Ce que vous pouvez en penser : combattez le décalage horaire en allant vous coucher à l'heure locale, même si, pour vous, il est minuit. S'exposer à la lumière vive dès son arrivée peut également, aider le corps à s'adapter au changement.

Désintoxication

Ce que la science en pense : le but de la désintoxication est de nettoyer l'organisme en limitant ses apports nutritifs, pendant une courte durée, à de l'eau et des aliments de base. Une cure de désintoxication se pratique en deux temps : on dépure l'organisme, puis on équilibre son alimentation, c'est-à-dire qu'on apprend à manger de manière saine.

Ce que vous pouvez en penser : suivez un régime à base de fruits et de légumes en éliminant tout ce que vous aimez. Restez alitée pendant deux jours pour éviter les vertiges, la mauvaise haleine et... la mauvaise humeur.

C'est bon pour avoir une peau éclatante, pour perdre du poids et lutter contre la fatigue.

Dysménorrhées

Ce que la science en pense : règles difficiles et douloureuses. Dans la plupart des cas, les dysménorrhées provoquent également des nausées, de la fatigue, un mal de dos, parfois des maux de tête. D'origine hormonale, les dysménorrhées primaires sont dues à la production de prostaglandine par l'utérus ; la prostaglandine aide l'utérus à expulser par spasmes des morceaux de ses parois – ce qui engendre les crampes. Les douleurs des dysménorrhées secondaires sont d'un autre type : elles durent plus longtemps, elles sont plus intenses et ne sont pas dues à des troubles hormonaux mais à des causes organiques – par exemple, un fibrome, de l'endométriose ou une infection pelvienne.

Ce que vous pouvez en penser : pour lutter contre les règles douloureuses, reportez-vous au chapitre 1.

Eczéma

Ce que la science en pense : cette maladie de peau inflammatoire est en général localisée sur les mains, dans le creux des bras et derrière les genoux. L'eczéma affecte une personne sur dix. Il est souvent d'origine héréditaire mais peut également être déclenché par des allergies. Il est traité au moyen de crèmes stéroïdes, délivrées sur prescription médicale, de crèmes réalisées à base de plantes ou par l'homéopathie.

Ce que vous pouvez en penser : l'eczéma donne la peau sèche, squameuse et épaisse, des démangeaisons et des rougeurs, parfois des lésions.

Enterobius vermicularis

Ce que la science en pense : l'*Enterobius vermicularis* est un minuscule ver qui vit dans les intestins d'une personne sur trois. On l'attrape en mangeant des aliments crus ou mal cuits, ou par l'intermédiaire d'autres personnes ; c'est pourquoi il faut toujours se laver les mains après avoir été aux toilettes. Un vermifuge est vendu en pharmacie.

Ce que vous pouvez en penser : pour ne jamais avoir d'ennuis avec ce drôle de petit vers, évitez les viandes mal cuites et brossez-vous les ongles.

Exercices périnéaux

Ce que la science en pense : des exercices sont à pratiquer si possible tous les jours pour renforcer les muscles du périnée – le plancher du petit bassin, ou plancher pelvien –, qui s'étendent de l'anus jusqu'aux parties génitales. À pratiquer après un accouchement, pour renforcer sa vie sexuelle et pour éviter l'incontinence pendant ses vieux jours.

Ce que vous pouvez en penser : contractez puis relâchez vingt fois par jour les muscles du périnée. Les adeptes de ces exercices vous le promettent : vous serez tellement en forme en ce domaine que vous serez capable d'incroyables prouesses.

Fleurs de Bach

Ce que la science en pense : les « fleurs de Bach » correspondent aux essences florales originales mises au point par le médecin anglais Edward Bach vers 1930 ; elles sont aujourd'hui réalisées selon les mêmes méthodes. On compte trente-huit préparations à base de plantes et de fleurs, chacune ayant été créée pour résoudre un problème émotionnel particulier – peur, sentiment de solitude, désarroi, anxiété, découragement... Cette méthode est censée nous aider à surmonter les moments difficiles de l'existence, à soulager le stress. Le choix des élixirs n'est pas fondé sur les symptômes physiques mais sur l'état émotionnel de la personne. Les composés de fleurs sont à prendre sous forme de gouttes, à diluer dans un verre d'eau.

Ce que vous pouvez en penser : ce remède populaire est supposé être efficace si vous êtes nerveuse, si vous avez le trac avant de parler en public, si vous êtes victime d'attaques de panique... Il n'a pas été testé scientifiquement, mais ses adeptes sont très enthousiastes.

C'est bon pour les attaques de panique, l'anxiété, la nervosité et les coups de déprime.

BON À SAVOIR

Le remède appelé « fleurs de Bach » aide à se détendre avant de parler en public ou de passer un examen.

Herpès génital

Ce que la science en pense : l'herpès génital est une maladie de plus en plus courante. Il est caractérisé par de petites excroissances, non douloureuses, qui sont situées autour et à l'intérieur des parties génitales. Il faut les faire brûler par un médecin. Ces verrues génitales risquant de favoriser le cancer du col de l'utérus, il est essentiel de les traiter dès que possible.

Ce que vous pouvez en penser : les petites excroissances ressemblent un peu à du chou-fleur.

Homéopathie

Ce que la science en pense : le principe de l'homéopathie est d'aider le corps à se guérir lui-même. Les homéopathes considèrent que l'organisme tente de surmonter la maladie au moyen des symptômes de ladite maladie. On prescrit alors des remèdes à doses infinitésimales, obtenues par dilutions de plantes ; à doses plus élevées, ces remèdes produiraient chez une personne saine des symptômes identiques à ceux de la maladie à combattre.

Ce que vous pouvez en penser : pour tirer bénéfice d'un traitement homéopathique, il vous faut supprimer le café, le thé et l'alcool. C'est un choix à faire.

C'est bon pour soigner les problèmes de peau, le syndrome prémenstruel, les maux de tête et la fatigue.

Impuissance

Ce que la science en pense : ce dysfonctionnement de l'érection touche régulièrement un homme sur dix, avant tout les hommes stressés et/ou fatigués. Bonne nouvelle : l'impuissance n'est jamais très grave et se traite bien.

Ce que vous pouvez en penser : les hommes qui, âgés de 20 à 40 ans, souffrent d'impuissance sont des personnes en mauvaise santé, stressées, fatiguées ou qui boivent trop. Laissez donc se reposer votre compagnon : cela améliorera sa santé – et votre vie sexuelle par la même occasion.

Inflammations pelviennes

Ce que la science en pense : les inflammations du pelvis, ou bassin, sont des infections qui commencent sur le col de l'utérus puis se propagent. Elles sont souvent provoquées par des chlamydiae ; elles peuvent conduire à la stérilité.

Ce que vous pouvez en penser : ces inflammations se signalent par des pertes, des douleurs pendant les rapports sexuels, de la fièvre et différents symptômes dans la région pelvienne. Si cela vous dit quelque chose, consultez votre gynécologue.

Irrigation du côlon

Ce que la science en pense : l'irrigation du côlon nettoie les intestins naturellement et en douceur. L'eau épurée est pompée à travers le côlon afin de le débarrasser des matières fécales, des gaz et des substances toxiques qu'il contient. Cette méthode est connue pour être la meilleure cure de désintoxication.

Ce que vous pouvez en penser : selon ce procédé, un tube qui part de votre arrière-train se remplit d'eau afin d'expulser son contenu – aussi grossier que cela puisse paraître...

C'est bon pour soigner la constipation, les problèmes de poids, les maux de tête et pour avoir l'esprit clair.

Kinésiologie

Ce que la science en pense : cette thérapie utilise un test musculaire pour identifier les blocages énergétiques. Le diagnostic du praticien se fonde sur les relations entre les muscles, les méridiens, les organes et les émotions. Des conseils alimentaires et des suppléments vitaminiques sont donnés.

Ce que vous pouvez en penser : il vous faudra à de nombreuses reprises lever vos bras et vos jambes afin de pousser contre la « résistance » du praticien. Cela semble peu sérieux ? Les adeptes sont enthousiastes.

C'est bon pour soigner les allergies et les intolérances alimentaires.

Liposuccion

Ce que la science en pense : cette opération de chirurgie esthétique consiste à introduire dans la peau, au moyen d'une petite incision, un tube pour aspirer la graisse. La liposuccion est en général pratiquée sur les cuisses, les fesses, le menton et le ventre. C'est assez douloureux et, si vous voulez vous débarrasser de plus de 15 kg de graisse, c'est dangereux et ça peut être fatal.

Ce que vous pouvez en penser : imaginez un aspirateur qui aspire la graisse hors de votre corps.

C'est bon pour remodeler certaines parties de votre anatomie.

Mal de dos

Ce que la science en pense : plus de 70 % de la population souffre du dos. Chez les femmes, la faiblesse des muscles abdominaux est la cause principale du mal de dos ; en effet, cette faiblesse oblige les muscles du dos à supporter à la fois l'avant et l'arrière du corps. Si 90 % des cas s'améliorent sans traitement, le problème est souvent récurrent : il faut alors consulter un kinésithérapeute ou un ostéopathe – une personne qui soigne par les manipulations des os – afin d'établir un diagnostic et envisager des techniques préventives.

Ce que vous pouvez en penser : corrigez votre façon de vous tenir, faites travailler vos abdominaux et vous n'aurez plus mal au dos.

BON À SAVOIR

Mal de dos et posture sont étroitement liés. Apprendre à s'asseoir et à se tenir correctement peut faire disparaître le mal de dos.

Médecine ayurvédique

Ce que la science en pense : le terme *Ayurveda* signifie « science de la vie ». Il s'agit d'une méthode holistique destinée à soigner les maladies : l'homme est un tout indivisible, ne pouvant être expliqué si ses différentes composantes sont prises de manière séparée. Chaque patient est donc évalué selon un procédé qui considère sa constitution comme son mode de vie, et non uniquement à partir des symptômes de sa maladie. Le traitement consiste en des conseils alimentaires, en des suppléments vitaminiques, en des massages et de la méditation.

Ce que vous pouvez en penser : très à la mode, cette méthode indienne est fondée sur les différents types morphologiques.

C'est bon pour soigner les allergies, les problèmes de peau, les problèmes gastriques, le syndrome prémenstruel et les maux de tête.

Méditation

Ce que la science en pense : cette discipline mentale apprend à contrôler son esprit et à détendre son corps, le but étant de parvenir à avoir l'esprit clair et à trouver la paix. La méditation est parfaite pour les anxieuses, les insomniaques et les tendues. Il faut quelques semaines pour s'y habituer, puis la méditation peut être pratiquée tous les jours.

Ce que vous pouvez en penser : la méditation possède des vertus relaxantes. Son action est bénéfique sur presque tous les maux, depuis le syndrome prémenstruel jusqu'aux attaques de panique.

C'est bon pour détendre les personnes tendues, pour calmer l'anxiété et soigner l'insomnie.

Métabolisme de base

Ce que la science en pense : le métabolisme de base désigne la quantité d'énergie dont notre organisme a besoin pour faire face à ses seuls besoins vitaux. La pratique régulière d'un sport augmente la masse musculaire, donc augmente le métabolisme de base.

Ce que vous pouvez en penser : les régimes amaigrissants stricts et les régimes yo-yo – qui font maigrir, puis finissent par faire grossir – provoquent une diminution et un ralentissement du métabolisme de base : vous aurez plus de difficultés à brûler votre graisse. C'est donc une mauvaise stratégie.

Naturopathie

Ce que la science en pense : cette méthode thérapeutique emploie uniquement des moyens naturels tels que la diététique, la phytothérapie – soigner par les plantes –, l'héliothérapie – soigner par la lumière et la chaleur du soleil – ou encore les massages. Les naturopathes révèlent une approche holistique de la maladie, c'est-à-dire une approche globale : ils considèrent dans leur ensemble les facteurs physiques, psychologiques, nutritionnels et environnementaux.

Ce que vous pouvez en penser : pour être en pleine santé, la naturopathie recommande une alimentation saine, des suppléments vitaminiques et du sport.

Organismes génétiquement modifiés (OGM)

Ce que la science en pense : les OGM sont des espèces végétales ou animales qui ont été modifiées par l'introduction d'un gène extérieur dans le but de produire de nouvelles protéines, cela pour faciliter leur croissance, leur fraîcheur et leur transport. Les OGM sont supposés enrichir les aliments : par exemple, doter les légumes de nombreuses vitamines. Toutefois, jusqu'à présent, tout ce qu'ils ont fait semble être d'enrichir les producteurs.

Ce que vous pouvez en penser : les modifications génétiques n'ayant pas fait à ce jour l'objet d'études complètes, on ignore quelle sera, dans vingt ans, l'influence sur notre santé de cette nourriture transgénique.

Ostéoporose

Ce que la science en pense : l'ostéoporose affecte la masse osseuse, c'est-à-dire la partie spongieuse de l'os, située entre la partie solide et la moelle épinière, dont la densité diminue avec l'âge. Même si vous êtes en pleine forme et en bonne santé, sachez que la densité osseuse atteint son maximum à l'âge de 30 ans ; puis son taux diminue de 1 % par an. Si vous n'avez pas acquis une bonne densité osseuse – à cause d'une alimentation trop pauvre en calcium, à cause du tabac, de l'alcool ou d'un traitement stéroïde prescrit pour l'asthme, ou bien parce que vous ne pratiquez aucune activité physique –, vous risquez d'être atteinte d'ostéoporose.

Ce que vous pouvez en penser : vous ne voulez pas avoir les os friables ? vous ne voulez pas faire une fracture au moindre choc ? Adoptez alors un mode de vie actif, incluant des exercices qui font travailler tout le poids du corps : par exemple, la marche, la course et la musculation.

Pellicules

Ce que la science en pense : les pellicules proviennent de la surproduction d'un champignon qui se trouve, de manière naturelle, sur le cuir chevelu. Ce champignon fait desquamer la peau morte du cuir chevelu, qui se répand alors en petits flocons blancs. Les pellicules sont faciles à supprimer avec un shampooing adéquat.

Ce que vous pouvez en penser : si une tempête de neige se déclenche à chaque fois que vous secouez la tête, pas de doute, vous avez des pellicules. Faites quelque chose.

Période non féconde

Ce que la science en pense : c'est la période du cycle menstruel pendant laquelle vous avez le moins de chances d'être enceinte – c'est-à-dire en dehors de la période d'ovulation. Elle est utilisée comme méthode contraceptive par les femmes qui pratiquent la méthode Ogino.

Ce que vous pouvez en penser : cette période n'est pas toujours à considérer comme une période sûre, non féconde, surtout si vous n'avez pas envie de vérifier en permanence la durée de votre cycle, de compter les jours, de prendre votre température et de contrôler votre glaire cervicale – sécrétée au niveau du col de l'utérus pendant l'ovulation.

Pied d'athlète

Ce que la science en pense : cette mycose se loge entre les orteils, décolore la peau, la rendant moite et douloureuse. À traiter avec un antifongique vendu en pharmacie.

Ce que vous pouvez en penser : pour éviter cette mycose, ne portez pas trop souvent des tennis.

Pilates (méthode)

Ce que la science en pense : mise au point par l'Allemand Joseph Pilates à New York, dans les années 1920, la méthode qui porte son nom a été largement adoptée par les médecins comme par les danseurs. Il s'agit d'une technique d'exercices mettant en jeu à la fois le corps et l'esprit. Les exercices visent à renforcer la masse musculaire et à améliorer le maintien, développant la souplesse, la coordination, la tonicité, l'équilibre, la force, la résistance...

Ce que vous pouvez en penser : cette méthode est très prisée des danseurs et danseuses, ainsi que des mannequins.

Produits issus de l'industrie agroalimentaire

Ce que la science en pense : un grand nombre de produits issus de l'industrie agroalimentaire sont des aliments qui ont été transformés, raffinés, conditionnés, auxquels ont été ajoutés du sucre raffiné, des farines raffinées, des graisses souvent hydrogénées... Leur valeur nutritionnelle est faible ; ils apportent avant tout beaucoup de graisses peu intéressantes, voire néfastes, pour l'organisme.

Ce que vous pouvez en penser : on appelle ça également des « cochonneries », qu'elle soient sucrées ou salées – par exemple, des barres chocolatées, des gâteaux de toutes sortes, des chips... C'est bon sur le moment, c'est très sucré et/ou très gras. Et c'est très mauvais pour votre tour de taille et votre capital énergétique de la journée.

Radicaux libres

Ce que la science en pense : les radicaux libres sont des molécules qui détruisent les cellules. Ils sont responsables du vieillissement et des maladies liées à l'âge telles que l'ostéoporose, le cancer et les maladies cardiovasculaires.

Ce que vous pouvez en penser : ces méchants composés pollueront votre organisme si vous ne prenez pas soin de vous – mangez donc en abondance des fruits et des légumes.

Réflexologie

Ce que la science en pense : cette méthode thérapeutique consiste à pratiquer des points de pression sur les pieds et sur les mains – qui correspondent à des zones du corps – afin de stimuler une autoguérison.

Ce que vous pouvez en penser : réalisé en profondeur, ce massage des pieds n'est pas dénué de bénéfices secondaires.

C'est bon pour soigner les maux de tête et le stress.

Régimes yo-yo

Ce que la science en pense : faire le yo-yo, cela signifie alterner des périodes d'amaigrissement et de reprise de poids. Les régimes à basses calories engendrent ce phénomène. Ils augmentent les risques de maladies cardiovasculaires et de diabète, et favorisent les dépôts de graisse aux dépens de la masse musculaire.

Ce que vous pouvez en penser : ne vous embêtez pas, et n'embêtez pas les autres, avec ce type de régime.

Rosacée

Ce que la science en pense : cette maladie de peau se traduit sur le visage par des plaques de couleur rose. La rosacée commence par des rougeurs, qui ressemblent à un coup de soleil ou à de l'acné, puis qui s'étendent sur les joues, le front et le menton. Consultez votre généraliste : il vous prodiguera conseils et traitements.

Ce que vous pouvez en penser : pour diminuer les rougeurs, supprimez les facteurs aggravants tels que l'alcool, le chocolat, les plats épicés, le stress, le soleil et les températures trop élevées. Choisissez également des produits de maquillage et des crèmes anticomédons qui n'obstruent pas les pores de la peau.

Stress

Ce que la science en pense : ce terme est utilisé pour décrire la pression engendrée par les problèmes de la vie quotidienne. Il peut être provoqué par des problèmes émotionnels et/ou des problèmes professionnels, par des projets qui échouent, par le comportement d'une personne, par un déménagement, un mariage ou un divorce, une maladie... La liste est longue.

Ce que vous pouvez en penser : le stress désigne toutes les difficultés que vous devez affronter au quotidien.

Thrombose veineuse

Ce que la science en pense : la thrombose veineuse est la formation de caillots sanguins dans les jambes ; ces derniers peuvent être causés par de longs voyages en avion. En effet, en temps normal, les mouvements des mollets assurent un retour veineux du sang vers le cœur, mais, quand on reste immobile, quand on est entravé pendant un long moment – en étant assis dans un avion, par exemple –, le sang peut stagner et former un caillot. La migration de ce caillot vers le cœur et les poumons a parfois des conséquences fatales. Bonne nouvelle : le risque de thrombose est de 5 sur 100 000 environ. On peut donc en déduire que les voyages en avion ne sont pas seuls en cause, mais que d'autres facteurs interviennent tels que l'âge et l'état de santé.

Ce que vous pouvez en penser : pour éviter la thrombose, attention à la manière dont vous vous asseyez en avion – se mettre en boule ou croiser les jambes gêne la circulation sanguine. Toutes les 30 minutes au moins, faites donc un petit tour pour vous détendre les jambes.

Toxine botulique

Ce que la science en pense : utilisée depuis les années 1990, en France, dans le domaine de la médecine esthétique, la toxine botulique vise à réduire les rides du front, les rides entre les sourcils — ou rides du lion — les rides des yeux ou pattes-d'oie, enfin les rides de plissement du nez. Pratiquée par un chirurgien esthétique en 10 minutes, l'injection de petites doses de toxine botulique paralyse les muscles, donc gomme les rides.

Ce que vous pouvez en penser : une petite dose de toxine botulique – une substance que l'on trouve dans la nourriture avariée ! – est injectée dans les muscles du front afin de les paralyser – cela réduit en grande partie les rides et donne un air plus détendu. Ces injections sont à renouveler au bout de quelques mois. Attention : il existe des contre-indications et des effets secondaires. Cette méthode est actuellement controversée.

Ultraviolets

Ce que la science en pense : les rayons ultraviolets du soleil (UV) comprennent les UVA, les UVB et les UVC. Représentant 98 % des UV qui nous parviennent, les UVA possèdent la longueur d'onde la plus grande ; ils favorisent le vieillissement prématuré et sont la cause de cancers de la peau. Représentant 2 % des UV, les UVB brûlent la peau, provoquant des coups de soleil, et sont également à l'origine de cancers. Quant aux UVC, ils sont arrêtés par la couche d'ozone : heureusement, car ils seraient mortels. Choisissez une crème solaire qui protège à la fois des UVA et des UVB. Souvenez-vous que, même par temps couvert, les UVA abîment la peau.

Ce que vous pouvez en penser : en été, dans les pays chauds ou tout simplement sous nos latitudes, quand il fait beau, utilisez une crème solaire à l'indice de protection supérieur à 15.

Vitamines

Ce que la science en pense : ces substances naturelles apportées par l'alimentation sont indispensables à la vie et à la santé. Les vitamines fournies par l'alimentation sont celles qui sont le mieux absorbées par notre organisme ; toutefois, pour atteindre l'apport journalier recommandé, il est parfois nécessaire de prendre des suppléments, en particulier parce que les aliments perdent certaines de leurs vitamines à la cuisson.

Ce que vous pouvez en penser : ce sont les nutriments qui sont contenus dans une nourriture saine et que ne vous apportent ni un régime à basses calories trop strict, ni la consommation de cochonneries, ni l'alcool.

Zzzz... sommeil

Ce que la science en pense : le sommeil est un état physiologique normal et périodique, défini notamment par la suspension de la vigilance, par le repos musculaire, le ralentissement des fonctions de base – la respiration, la circulation sanguine... – et le rêve. Il est indispensable pour être en bonne santé, détendue, en forme et heureuse. Visez 7 à 9 heures de sommeil par nuit : vous serez dans une forme olympique.

Ce que vous pouvez en penser : voici enfin un exercice à pratiquer sans quitter son lit et qui, de surcroît, est excellent pour toutes les paresseuses !

Table des matières

Photocomposition Nord Compo

Imprimé en Italie
par «La Tipografica Varese S.p.A.» Varese
ISBN:2501040287
dépôt légal: 45033 – Avril 2004
40.3897.2/02